DISSERTATION
SUR L'USAGE
DE LA CIGUE.

Dans laquelle on prouve qu'on peut non-seulement la prendre intérieurement avec sûreté, mais encore qu'elle est un Remede très-utile dans plusieurs maladies dont la guérison a paru jusqu'à présent impossible.

TRADUITE DU LATIN

De M. ANTOINE STORCK,

Médecin de Vienne, & de l'Hôpital Sainte-Marie de la même Ville.

A VIENNE,

Et se trouve à Paris,

Chez J. B. P. VALLEYRE, fils, Libraire rue Saint Jacques, près la Fontaine Saint Severin, au Bon Pasteur.

M. DCC LX.

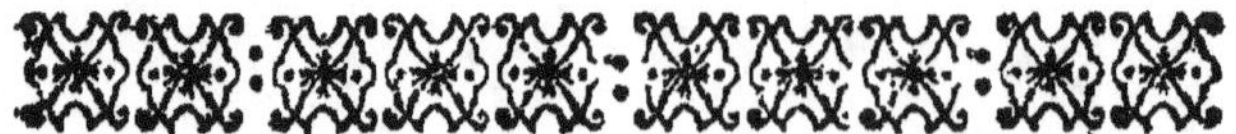

A SA MAJESTÉ

SACRE'E ET APOSTOLIQUE,

MARIE-THERESE

D'AUTRICHE,

Très - augufte Impératrice des Romains , Reine de Hongrie, de Bòhême , de Dalmatie , &c. Archiducheffe d'Autriche , &c.........

QUoique toutes les Sciences & les Arts dont le rétabliffement eft dû à vos faveurs & à votre clémence infinie , foient enrichis & cultivés dans cette très-ancienne Univerfité de Vienne , avec une induftrie

4

admirable & une ardeur qu'on ne
sçauroit exprimer ; il n'est cependant
personne qui doute que la science de
la Médecine ne soit celle qui brille
le plus, qui s'éleve, qui excelle sur
toutes les autres, & cela n'est pas
étonnant. Car non - seulement les
grands professeurs de cette science par
leurs trvaux continuels jours & nuits
méditent, éprouvent & perfectionnent
tout ce qui paroît propre à instruire
les disciples de tous les principes de
la Médecine, à les fortifier dans la
vraie & unique pratique d'Hipocrate, mais encore les praticiens éle-
vés dans ces Ecoles en suivant l'exem-
ple de leurs Maîtres, travaillent vi-
goureusement à perfectionner cette
science salutaire par toute l'étude pos-
sible & par l'observation constante.
De mon côté l'année derniere je ras-
semblai les observations que j'avois
faites dans mon Hôpital, & j'en
fis part au public. Je fus grandement satisfait de voir qu'elles étoient

approuvées par des hommes très-savans dans l'Art, & comblées de louanges qu'elles ne méritoient point. Encouragé par les succès, j'ai encore beaucoup travaillé cette année, & j'ai rassemblé les faits avant tout le reste. J'ai cru devoir communiquer au public les nouveaux essais que j'ai fait sur l'usage de la Ciguë. Je les ai repris très-fidellement, & réduits en un petit Ouvrage, comme je prévois que ces expériences pourront être d'un grand avantage au genre humain. J'ai pris la liberté de présenter très-humblement ce nouveau travail aux pieds de Votre Majesté très-sacrée, vous le dédier, vous le consacrer. Car nous sommes tous convaincus par une multiplicité d'expériences, que vous recevez toujours avec beaucoup de bonté tout ce qui est bon & salutaire, dans les sciences, que vous les défendez & les aggrandissez par votre bienveillance infinie.; & certainement il n'est pas douteux que ce petit

6.

Ouvrage honoré de votre nom glorieux, n'excite les autres Médecins à entreprendre & poursuivre de nouvelles expériences avec toutes les précautions qu'elles exigent. Pour moi, je ferai toujours (s'il plaît à Dieu,) des nouveaux efforts avec beaucoup d'ardeur & de soin pour tout ce qui pourra concourir à calmer ou à vaincre les calamités des malades.

ANTOINE STORCK.

AVERTISSEMENT.

J'Avois déja traduit cet ouvra-
vant le mois de Juin, j'y a-
vois ajouté une Préface fur les
effets des grands remédes dans
les grandes maladies, fuivant le
fentiment des Chimiftes ; (chofe
qui ne m'étoit point particuliére,
puifqu'il y a long-tems qu'on en
parle en médecine.) J'ai été pré-
venu par le Journal de l'illuftre
Monfieur de *Vandermonde*., à qui
rien n'échape de tout ce qui peut
tendre aux progrès de la Médecine. J'ai fait un facrifice de ma
Préface, en voyant le Journal
qui eft entre les mains de tout le
monde, parce que d'ailleurs j'in-
fiftois fur les mêmes points, mais
moins fçavamment & avec beaucoup moins de délicateffe. J'a-
jouterai feulement que s'il eft

vrai que les grandes maladies ne cedent qu'aux grands remédes, il faut aussi qu'ils soient administrés avec beaucoup de prudence, qui consiste non-seulement à donner ces remédes dans les occasions convénables, mais encore de les donner à certaine dose; une crainte modérée est surtout ce qui regle la prudence. On verra par le détail des observations suivantes, que la Cigue donnée à trop petite dose n'a rien produit, ou si elle a procuré des changemens, ce n'est qu'autant que les doses de ce reméde ont été portées jusqu'à certains dégrés. En effet quel reméde qu'on employe, il est presque toujours bénin, quand la dose en est trop petite. Il seroit très-utile de sçavoir à peu de chose près, quelle quantité on peut donner des grands remédes sans procurer des incommodités, en présupposant

les attentions qu'il faut avoir
pour l'âge, le sexe, les tempé-
rammens, &c. par ce moyen on
éviteroit le doute, l'inutilité des
remédes, la longueur du traitement qui, comme on sçait, amene
après elle dans toutes les maladies chroniques le dégout des
malades, chose la plus ordinaire
& la plus importante à éviter dans
la cure de ces maladies. Il se
trouve moins rarement dans les
maladies aigues, que dans les
maladies chroniques, des instans
pressans dans lesquels il faut tout
de suite recourir à des remédes;
mais dans l'un & dans l'autre cas
l'occasion de les placer passe
quelquefois fort vite, & alors
il faut nécessairement avoir des
remédes efficaces, & sur-tout
en connoître la dose à peu de chose près. On trouvera dans les observations suivantes quelques cas
où ce remède a été employé à

aſſez grandes doſes par Monſieur *Stork* même. Mais Monſieur *Keſtler* & Monſieur *Pock* l'ont donné juſqu'à trente & même ſoixante grains dans le même jour. Il y a des cas où ce reméde a agi très-promptement, il y en a d'autres où il a agi avec tant de lenteur, qu'on déſeſperoit enfin de ſon effet, mais ce ſont là de ces circonſtances qui ſont communes à tous les remédes connus ; cette diverſité depend d'une infinité de cauſes, qui ne ſçauroient faire réjetter comme inutile un reméde tel que celui-ci, reconnu très-efficace par des expériences réitérées. Monſieur *Storck* a eu le ſoin d'encourager à ne pas déſeſperer de ſon reméde, il rapporte des expériences qui prouvent, qu'ayant été inutilement employé pendant très-long tems, il a enfin agi tout-à-coup. Hipocrate & tous les obſervateurs après lui ent vu que la coction des humeurs est retardée pendant long tems, ou est très-lente à se faire dans certaines maladies, qui finissent enfin par une crise salutaire. On pourra peut-être précipiter ces sortes de guérisons, en ajoutant à l'usage de la Cigue d'autres remédes qui en augmenteront l'efficacité. L'illustre Auteur en a proposé plusieurs, quoiqu'il se soit contenté lui-même de donner la Cigue sans aucun mélange. Ce qu'il y a de vrai, c'est que ce remède seul a en sa faveur le témoignage d'un plus grand nombre de bons effets, qu'on n'en sçauroit attribuer à aucun autre qui ait été jusqu'ici employé pour détruire les squirres & les cancers. Il a en sa faveur les suffrages de l'illustre Monsieur le Baron *Van-Swieten*, de la Faculté, & de plusieurs autres célébres Médecins

de Vienne, qui en ont vu les
bons effets, ou qui l'ont éprouvé eux-mêmes. Je ne compte
pas pour moins l'approbation de
l'Auteur même, qui après avoir
tiré ce reméde de l'oubli, & s'en
être servi avec des succès surpré-
nans, en parle avec beaucoup de
candeur, de modestie, & sans
entousiasme. Il faut enfin espérer que la Cigue autre fois si célébre par la mort de Socrate, de-
viendra aujourd'hui plus célébre
encore par la conservation d'une
partie du genre humain.

PRÉFACE

IL y a plusieurs maladies que les anciens Médecins, & même les modernes, quoique très habiles dans l'Art, n'ont sçu guérir ; & cela sans doute, parce qu'on n'a pas encore découvert des remedes qui fussent en état de les vaincre : ensorte que la raison nous commande, & ledevoir nous oblige de faire tous nos efforts pour découvrir ces sortes de remedes.

Mais de pareils secours seroient peut-être cachés dans des plantes dont les vertus nous sont inconnues, ou que nous regardons comme suspectes.

Pour moi certainement, je pense avoir éprouvé dans l'usage de la Cigue un remede qui pourra être extrêmement utile pour fondre les squirres invéterés, & guérir les cancers.

Néanmoins je ne prêche pas ici la vertu ſpédifique de cette Plante, & je n'ambitionne pas la gloire de quelque invention, je déſire ſeulement que mes efforts concourent & ſervent au bonheur & à l'avantage du genre humain affligé. C'eſt pourquoi je ſerois fâché qu'on s'oublât les épreuves de ce Remede par envie n par ambition.

Ce petit Ouvrage eſt diviſé en trois chapitres.

Le premier contient la deſ-

cription de la Plante, sa pré-
paration.

Le second parle des cas
dans lesquels ce remede a été
employé.

Le troisiéme contient quelques corrolaires.

DISSERTATION
SUR L'USAGE
DE LA CIGUE.

CHAPITRE PREMIER.

 N trouve dans les Lieux ombrageux & gras près les fossés & le s digues des champs, & dans les hayes des prés une plante en parasol, qui fleurit dans le mois de Juillet : ses feuilles attachées à des peduncules longs, épais, creux, sont divisées comme la mirthe en plusieurs aîles minces d'un verd foncé.

A

Sa tige longue, ferulacée, nuë, douce, épaisse, creuse en dedans d'un beau verd, cependant rougeâtre dans quelques unes, tachetée comme un serpent, s'éleve souvent au dessus de trois coudées, les ombelles occupent les extrémités qui portent des petites fleurs blanches * suivies des semences comme celles d'anis, mais un peu plus blanches. * *

La racine a neuf pouces de longueur, elle est de l'épaisseur d'un doigt, elle est creuse intérieurement l'orsquelle fait la tige, mais auparavant elle est solide. Cette plante est d'une odeur fetide & désagréable. *Voyez Mori-*

---

* La Cigue est un genre de plante dont la fleur est fleurdelisée, c'est-à-dire qu'elle est à cinq feuilles inégales ou disposées en fleur de lis de France à l'extrémité du calice

* * Lorsque cette fleur est passée, le calice devient un fruit composé de deux graines arrondies & canelées sur le dos. *Tournefort pag. 255. Edit françoise.*

son, tom. 3. *pag.* 290. *

Pline dit que plusieurs personnes ont mangé impunément
la tige verte de la Ciguë.

Rai déclare qu'un nommé
Boulle donnoit la racine de Ciguë
dans les fiévres malignes & les
fiévres quartes jusqu'à la dose
d'un scrupule, & qu'il préferoit
ce remede à tous les autres Dia-
phorétiques.

Reneaume, observations 3. &
4. a employé la racine de Ciguë
en substance à la dose d'un scrupule ou de demi gros, pour fondre les squires du foïe, de la
rate, du pancreas; ou bien il
donnoit cette racine en infusion
à la doze d'un ou de deux gros,

Le suc de Ciguë entre dans la
composition de beaucoup d'em-

---

* Je ne suis pas du sentiment de Mori-
son, qui a mis dans le même genre la Ciguë
commune, & la *Cicutaria latifolia fatida* C.B.
Tournef. *loco citato.* Il s'agit ici *de la Cicu-
ta major* C. B. P. . . . .

A ij

plâtres & de linimens officinaux.

Mais d'ailleurs elle eſt marquée de noir avec du charbon par preſque tous les Auteurs. On la met dans le rang des poiſons, elle eſt rejettée & entiérement bannie de la Médecine. Cette plante ſe trouve par tout en abondance, elle n'eſt d'aucun uſage dans les Jardins, & elle n'y trouve aucune place : elle n'a point été employée juſqu'ici pour le traitement des beſtiaux, moins encore pour celui des hommes. C'eſt pourquoi elle a toujours parue en vain, & elle s'eſt ſechée enſuite ſans ſervir à aucun uſage.

Perſonne n'ignore cependant que Dieu tout puiſſant n'a rien créé qui ne fut bon & utile.

Dans cette idée, je reſolus de prouver la vertu de cette plante par préference à toutes les autres. C'eſt pourquoi j'ai lû & conſulté ſur cet article un grand nombre d'Ecrivains anciens & modernes.

J'ai trouvé par les recherches que cette plante a été, sur tout anciennement, employée à l'exterieur avec de grands succès pour dissiper les tumeurs froides, fondre les squirres, & adoucir les douleurs des cancers.

Mais tout le monde a crié que donné interieurement, la Ciguë étoit un très-violent poison.

Il falloit donc commencer les premiers essais par l'application exterieure.

Pour cela je pris de la Ciguë sechée & coupée ; je la plaçai entre des linges dont je formai un sçachet en les cousant pour lui donner la figure d'un matlas. Je laissai tremper ce sçachet dans l'eau boüillante pendant quelques minutes, & ensuite après en avoir exprimé le liquide superflu, je l'appliquai chaudement sur les parties affectées.

Par ce moyen j'ai quelquefois évité le progrès des gangrennes très-mauvaises, & fait séparer les parties mortes d'avec les vivantes.

J'ai fait cuire ces sçachets dans le lait pour ceux qui ne pouvoient en supporter la mauvaise odeur, lorsqu'ils avoient été cuits dans l'eau, ou même pour ceux à qui ils causoient des démangeaisons dans les parties.

Ils les supportoient ensuite plus facilement, & ils n'en éprouvoient aucun mal ; tout au contraire, ils ont été soulagés par ce reméde.

Par le moyen de cette fomentation, non seulement je calmai fort vîte les douleurs de goutte dans un séxagenaire qui en étoit tourmenté depuis nombre d'années, mais encore je parvins à ramolir entiérement & à chasser les nodus podagriques.

De sorte qu'il arriva qu'au retour de la goutte, elle ne fut plus si violente, ni si longue.

Par l'usage de la fomentation de Cigue, & des pillules que je décrirai plus bas, j'ai quelquefois soulagé grandement certains malades, j'en ai gueri d'autres en entier, de quelques vieux rhumatismes & des douleurs de goutte.

Il s'en est cependant trouvé quelques-uns en qui même l'usage continué de ce reméde n'a produit aucun avantage; mais il n'a été nuisible à personne que je sçache.

J'en ai vû & éprouvé des grands effets dans les endurcissemens des glandes, des mammelles, & dans les cancers de très mauvaise qualité.

Neantmoins le sçachet de Cigue ne convient point lorsqu'il y a des tumeurs inflammatoires

A iiij

ou sereufes & chaudes.

Mais il pourra même avoir lieu dans ce cas, dès qu'on aura fait préceder les évacuations convenables.

Les emplâtres dans lesquels entre le suc de Ciguë sont auffi d'un grand usage en Médecine. Ils fondent & détruisent des tumeurs qui d'ailleurs résistent à tous les autres remédes.

C'est d'après ces qualités que j'ai commencé à soupçonner que cette force diffolvante, difcuffive, & pénétrante de la Ciguë, étoit cachée dans le suc.

Pour m'en affurer, j'ai exprimé le suc de cette plante, & je l'ai fait épaiffir en confiftance d'extrait à un feu doux, dans un vaiffeau de terre.

Il n'étoit pas permis d'effayer d'abord cet extrait dans le corps humain.

C'est pourquoi je commençai

d'en donner un scrupule, trois fois tous les jours à un petit chien de bon-appetit, avec un petit morceau de viande.

J'examinai alors attentivement quels seroient les changemens qui arriveroient dans le petit chien.

Mais il resta sain, vif, & attendant la soupe avec grand empressement.

Le deuxiéme jour, ayant donné la même quantité d'extrait, tout se passa comme le jour précédent.

Ni même le troisiéme jour, je n'observai aucun mauvais simptôme dans le chien.

Devenu plus hardi par les épreuves, je voulus les tenter sur moi-même.

Je pris, matin & soir, un grain de cet extrait, & je buvois par-dessus une tasse d'infusion de Thé.

J'observai pendant ce tems-là une diette un peu plus exacte, afin que je pusse m'appercevoir tout de suite s'il arrivoit quelque chose d'extraordinaire dans mon corps.

Je continuai de prendre la même dose du reméde pendant huit jours; je n'en éprouvois aucune incommodité. J'étois leste, fort, ayant très-bonne mémoire, j'avois appétit, & je dormois tranquillement.

La semaine suivante j'augmentai la dose, & j'avalois déja deux grains de pillules matin & soir. Je n'en sentis aucun mal, ni même rien d'extraordinaire.

Il m'étoit donc permis pour lors à juste titre & avec le témoignage assuré de ma conscience, d'éprouver ce reméde sur les autres.

Je voulus cependant sçavoir encore quelle étoit la force de la racine de Cigue.

Lorsque cette racine est récente & qu'on la coupe par tranche, elle répand un lait qui est amer & acre au goût.

Je recueillis avec le bout de la langue une ou deux gouttes de ce lait.

Tout de suite ma langue devint rigide, elle s'enfla, j'y souffrois de grandes douleurs, & je ne pouvois plus proférer une seule parole.

Epouvanté par ce fâcheux évenement, je craignis beaucoup.

Je me ressouvins cependant d'avoir lû dans les Auteurs que les acides résistoient aux forces de ces espéces de médicamens, & qu'ils en énervoient le venin.

Je me lavai toute la langue avec le suc de Citron, & j'en frottai le bout avec ce suc : cela fait, je sentis tout de suite un grand soulagement, les douleurs se dissipérent avec la tension, & je commençai à bégayer.

Un quart-d'heure après je réï-terai les mêmes lotions, j'avois même alors commencé de parler plus librement.

J'appliquai le même suc en-suite à différentes reprises, & en-fin deux heures aprés ma langue devint entiérement libre, & toute ma crainte disparut.

Est-ce que le plus grand virus de la racine résideroit dans le lait ?

La racine sechée & réduite en poudre est moins dangereuse ; car j'ai quelquefois pris un ou deux grains de cette poudre sans au-cune incommodité....

Lorsque je fus assuré de tous les effets, je fit préparer les pil-lules suivantes.

R. DE LA CIGUE RECENTE. *q. s.*

Exprimez le suc, & faites-le éva-porer à un feu doux dans un vais-

feau de terre, en le remuant de tems en tems pour l'empêcher de brûler : on le fera cuire juf-qu'à confiftance d'extrait épais, auquel on ajoutera une fuffifan-te quantité de poudre de Ciguë pour en faire une maffe, dont on formera des pillules de deux grains.

Si on exprime le fuc de Ci-guë, après avoir fait boüillir cette plante pendant quelque tems dans une fuffifante quanti-té d'eau, alors on fait un extrait moins efficace, mais qui eft ce-pendant utile.

Pour éviter la mauvaife odeur des pillules, on peut les argen-ter, ou dorer, ou les cou-vrir de différentes poudres.

On pourra auffi donner cet ex-trait ou dans des bols, ou dans des mélanges, ou enfin dans quelqu'autre forme convenable, afin que les malades ne s'en fatiguent ou ne s'en dégoûtent par le long usage.

J'ai commencé par les plus petites doses, & au commencement je donnois seulement matin & soir une seule pillule; mais le troisiéme & quatriéme jour, j'en donnois une trois fois le jour.

Huit jours après je commençois à en donner deux, trois fois par jour; & en augmentant ainsi insensiblement (s'il étoit nécessaire) je suis parvenu jusqu'à en donner un gros, ou un gros & demi dans l'espace d'un seul jour.

Je n'en ai jamais observé aucun mauvais effet quoique j'aye donné ces pillules pendant un an ou deux, même au-de-là, sans jamais

---

* On verra dans le chapitre suivant qu'il commençoit par des doses plus fortes, vraisemblablement il ne veut parler ici que du tems où il a commencé à se servir de ces pillules.

discontinuer, à des gens qui se portoient bien.

Ensuite je commençai le traitement en donnant d'abord une plus grande quantité de ces pillules; & au commencement je donnois deux, trois, ou quatre de ces pillules deux ou trois fois par jour à des gens robustes & d'un bon temperament.

Néanmoins il est toujours mieux de commencer par les petites doses, car il y a des temperamens particuliers dans lesquels nuisent les médicamens les moins nuisibles par eux-mêmes. Il faut donc marcher par une voye assurée, crainte de leur faire aucun mal, afin de parvenir insensiblement à la connoissance du temperament de ces malades.

Chaque jour lorsqu'on fait usage de ces pillules, on donne une ou deux tasses d'infusion de Thé ou de boüillon de veau, Si

on prend la poudre de racine de
Ciguë réduite en pillulesavec une
suffisante quantité de gomme tra-
gaganthe, on aura un médicament
très efficace, mais il est alors nécessaire d'user de beaucoup plus
de circonspection.

CHAPITRE II.

Premier cas.

Une Demoiselle extrêmement
belle portoit depuis trois ans la
parotide gauche extrêmement
squireuse, de couleur de pourpre, quelquefois avec des douleurs aigues, quelquesfois sans
aucune douleur. Cette tumeur
étoit plus grosse que le poing
d'un homme. ...

Plusieurs Medecins & Chirurgiens employerent différens remédes intérieurs & extérieurs,
mais tous furent sans succès. ...

Enfin la malade, s'adressa à
Monsieur

Monsieur Leber, Chirurgien de l'Hôpital des Bourgeois. Il m'appella en consultation.

Ayant bien examiné le cas, les recettes, les médicamens qui avoient été prescrits, nous vîmes qu'on avoit employé des remédes extrêmement fondant, discussifs, soit pour l'interieur, soit pour l'exterieur.

Nous conclumes donc qu'il ne restoit plus rien à donner dans ce genre, que l'esprit de froment avec le Sublimé-corrosif. *

Desorte qu'ayant appliqué exterieurement un emplâtre de Laudanum, nous lui donnâmes l'esprit de froment &c. Et nous ordonnâmes en outre que la malade boiroit abondamment la décoction de la racine de Chiendent, de Chicorée, de Taraxacum, &c.

Après que ces remedes eurent

____

* Le Sublimé-corrosif préparé à la façon de Monsieur Van-swieten.

B

été continués très - exactemen
pendant trois semaines, nous n'ap
perçumes aucune espéce de soulagement, ni même de changement dans la maladie.

Ainsi nous convinmes d'essayer
les pillules préparées avec la
Cigue.

Je commençai par lui faire
prendre une seule pillule d'un
grain matin & soir, & chaque
fois par-dessus un ou deux verres
d'infusion de fleurs de Sureau.

Huit jours après la malade revint toute consolée; elle nous
raconta avec joye, & nous montra que la masse de la tumeur
étoit moindre, plus molle, plus
mobile.

Surpris de l'effet du reméde,
nous accordâmes aisément à la
malade, extrêmement désireuse
de recouvrer sa beauté, de continuer le reméde.

Huit jours après elle revint

mais la tumeur étoit dans le même état, pour ainsi dire.

C'est pourquoi j'augmentai la dose, & je lui donnai deux pilules matin & soir.

Cela fait, la dureté diminua de plus de la moitié dans l'espace de trois jours.

Ayant ensuite continué ce remede pendant six semaines à la même dose, toute la dureté se dissipa.

Mais il resta un sac, flasque & pastacée.

Je lui donnai un purgatif, & je fis frotter ce sac flasque & mol par le moyen de linges imbus de fumées aromatiques de mastic, d'encens, de Myrrhe, &c. ce qui réussit si bien, que dans l'espace de six jours ou environ tout le sac se dissipa, & la Demoiselle recouvra entiérement sa premiére beauté.

Dès qu'elle eut été guérie de

cette façon je la menai chez
l'illuſtriſſime Préſident, * & elle
lui raconta elle-même toute l'hiſ-
toire...

SECOND CAS.

Une femme âgée de trente &
quelques années avoit déja depuis pluſieurs années cette incommodité, que nombre de glandes ſe gonfloient de tems en tems,
quelquefois ſous les aiſſeles,
quelquefois aux aînes, quelquefois au còl.

Au commencement ces tu-
meurs diſparoiſſoient toujours
par l'application d'un emplâtre
& après avoir pris un purgatif.
Dans la ſuite, elles devinrent
plus opiniâtres ; quelquefois par
l'uſage de l'emplâtre elles s'ul-
céroient, & après avoir répandu
pendant quelques ſemaines de la
ſéroſité âcre en abondance, elles

* Monſieur le Baron de Van-ſwieten.

se consolidoient ensuite d'elles-
mêmes.

Les forces de la malade diminuoient peu-à-peu, les pieds
s'enflerent, & les glandes axil-
laires aussi. Enfin la mamelle
droite se gonfla de même, & elle
devint squirreuse en entier.

Ayant alors appliqué l'emplâtre, elle sentit dans le moment
une douleur aigue à la mamelle.
La dureté dégénéra en tubero-
sités, la mamelle prit la couleur
pourpre, ensuite une couleur livide. Enfin la peau s'étant ou-
verte dans deux endroits avec
beaucoup de douleur, elle forma deux ulcéres chancreux qui
répandoient une sanie très fétide
& âcre.

La douleur s'augmentoit tous
les jours vers le soir.

La malade eut recours à différens Medecins & Chirurgiens,
elle usa de beaucoup de remé-

des , néanmoins elle n'éprouva jamais aucun soulagement.

Enfin le 14. Septembre 1757. elle s'adreſſa à moi. Ayant bien examiné la choſe, je crus trouver une bonne occaſion pour éprouver mes pillules, je lui en fit prendre deux d'un grain chacune, matin & ſoir ; & je lui ordonnai de boire par-deſſus une infuſion de feüilles de Veronique.

Le 22. je m'apperçus que la couleur livide étoit changée en belle couleur rouge, preſque par tout ; & que dans certains endroits la couleur étoit naturelle. Les douleurs étoient beaucoup plus calmes, & au lieu de ſanie fétide, il ſuintoit une matiére tenue & puriforme.

Le 2. Octobre, la couleur de preſque toute la mamelle étoit devenue naturelle, la maſſe & la dureté étoient moindres, les douleurs peu ſenſibles, le pus de bonne qualité.

Le 14. la mamelle recommença à se gonfler encore, à devenir
rouge, à se distendre, & être tourmentée de grandes douleurs : au
lieu de pus il sortit de la sanie.

Je fus affligé du mauvais succès de l'experience. Cependant
je ne perdis pas tout espoir. Car
par des soigneuses recherches je
découvris que le tems de l'écoulement des mois s'approchoit, je
jugeai que le mal pouvoit venir
de là. Ainsi je conseillai à la malade de continuer les pillules
sans interruption.

Le jour suivant les mois parurent, la mamelle se défenfla,
la couleur naturelle revint, les
douleurs se calmérent, la malade continua de prendre ses pillules avec ardeur.

Le 24. je trouvai la mamelle
beaucoup moindre, plus molle,
le pus de bonne qualité. Je lui

ordonnai alors de prendre matin
& foir trois pillules.

Le 3. Novembre il fortit des
ulcéres une grande quantité de
pus de bonne qualité, la mamelle fe défenfla, la malade fen-
toit des fourmillemens frequens
dans la mamelle, les tumeurs de
l'aîffelle droite commencérent à
fe diffiper.

Le 19. la malade me raconta
que les mois avoient paru dans le
tems convenable, qu'alors la
mamelle s'étoit gonflée & les
douleurs s'étoient faites fentir
plus vivement; mais que n'étant
pas épouvantée de cet accident,
elle avoit toujours continué l'u-
fage des pillules.

En voyant la mamelle, je trouvai que la partie fuperieure à la
papille étoit prefque comme dans
l'état naturel quant à la moleffe
& à la grandeur, mais la partie
qui étoit fous la papille étoit en-

core

core dure comme une pierre, je
fit prendre à la malade matin &
soir quatre pillules.

Le 2. Decembre la malade revint affligée, en se plaignant de
ne pouvoir dormir à cause des
vives douleurs qu'elle souffroit
de la mamelle pendant la nuit :
l'apétit étoit entiérement perdu,
la bouche étoit amere, pâteuse,
les rots fetides & frequens ; mais
la malade confessa au même tems
la cause de tous ses simptômes,
car elle me dit que quelques jours
auparavant, elle avoit mangé de
la viande de cochon durcie à la
fumée & des choux qui n'étoient
pas bien cuits ; que tout de suite
elle avoit ressenti un poids dans
l'estomac, qu'il étoit survenu des
nausées, & que les douleurs
avoient augmenté.

Pour remedier à ces simptômes je lui ordonnai un purgatif
préparé avec rhubarbe choisie

C

deux fcrupules, crême de tartre un fcrupule. Ce purgatif émut cinq fois le ventre, rappella tout de fuite l'appetit, & calma les autres fimptômes.

Après cela, je lui donnai matin & foir cinq pillules, dont chacune pefoit deux grains : ainfi elle en prit alors une plus grande quantité qu'auparavant.

Le 18. la malade me raconta que dans le tems des régles, elle avoit à peine fenti des douleurs, & que la mamelle avoit gardé fa couleur naturelle.

En touchant la tumeur de deffous l'aiffelle, je trouvai qu'elle étoit beaucoup moindre & extrêmement mobile.

Les ulcéres étoient purs, & fembloient déja tendre à la guérifon, le pus en petite quantité, de très bonne couleur & confiftance : la moitié de la mamelle au-deffus de la papille étoit en-

tiérement dans son état naturel ;
mais l'autre moitié en dessous
de la papille étoit rebelle à toutes sortes de remédes, & restoit
dure comme une pierre ; c'est
pourquoi il falloit douter à juste
titre du succès de la résolution.
Néanmoins la malade ayant déja vû des progrès si considérables,
me promit de continuer exactement & sans interruption l'usage
des pillules, & me pria de ne pas
le lui refuser.

Alors je lui donnai six pillules
matin & soir.

Le 24. la malade sentit encore
des violentes douleurs dans la
mamelle, qui recommença encore de s'étendre & de devenir
extrêmement rouge....

Mais la malade me dit que ces
simptômes étoient survenus à cause que trois jours auparavant les ulcéres s'étoient fermés par des *crou-*
tes dont ils étoient couverts, &

qu'ils avoient empêché la sortie libre de la matiére.

Ensorte que pour ramolir ces croutes, j'y fis appliquer dessus un emplâtre de blanc de Baleine.

Le jour suivant les croutes tombérent, & il s'écoula des ulcéres une serosité âcre ; ensuite il parut du pus, & d'abord la rougeur de la mamelle se dissipa avec les douleurs.

Le 15. Janvier la dureté qui occupoit la moitié inferieure de la mamelle, commença pour lors à se fondre ; la malade ne ressentit aucune douleur, & les mois reparurent dans le tems convenable, sans produire aucun mauvais simptôme.

Le 3. Fevrier la malade se plaignit des rapports continuels des nausées, des maux de cœur, & de ressentir des plus fortes douleurs dans la mamelle ; & elle me dit qu'elle éprouvoit toujours ces accidens lorsqu'elle avoit mangé des légumes : je trouvai néanmoins la mamelle quant à sa grandeur, sa couleur, & sa molesse, dans le même état que le 15. Janvier.

M'appercevant que l'estomac étoit chargé, j'ordonnai un purgatif qui opera avec beaucoup de succès ; & je fis ensuite continuer les pillules.

Le 24. Fevrier la malade se portoit très bien ; le squirre des glandes auxillaires étoit moindre, & la dureté qui occupoit la moitié de la mamelle en dessous de la papille, étoit moindre & divisée en six portions : je fus très aise de ce que ce squirre qui avoit été jusques-là très opiniâtre, commençoit alors de souffrir quelqu'alteration.

Le 13. Mars, je trouvai toutes les choses dans le même état, & sans aucun changement ; de

sorte que je lui conseillai de prendre trois fois le jour six pillules.

Le 10. Avril le squirre en dessous de la papille étoit mol, on ne
pouvoit plus distinguer les différentes portions, les ulcéres
étoient beaucoup moindres, propres, & le pus de bonne qualité.

Le 29. presque toutes les choses étoient dans le même état ;
la malade me pria de lui pres-
crire un purgatif, parce qu'elle
sentoit un poids dans l'estomac
avec des nausées.

Je lui ordonnai un seul gros
de rhubarbe qui entraina une
grande quantité de matiéres bil-
lieuses, & la malade se porta bien
ensuite.

Le 24. May toute la mamelle
revint dans sa mollesse, & sa
grandeur presque naturelle. Les
ulcéres commencérent à se fer-
mer, & il ne suintoit qu'une très
petite quantité de pus de très bon-

nes couleur & consistance : la tumeur subaxillaire étoit petite.

Le 3. Juillet toute la mamelle étoit dans son état naturel, les ulcéres se fermérent, la tumeur de dessous l'ulcére égaloit à peine la grosseur d'un pois.

Je lui ordonnai alors de quitter les pillules, & de revenir quelques semaines après, afin que je pusse voir si la mamelle resteroit dans son état, ou si elle changeroit en pire.

Le 20. Août, je trouvai toutes les choses en bon état, & la femme entiérement bien portante.

D'abord au commencement de la cure, ensuite le cinquiéme mois, & enfin lorsq ue la cure fut entiérement finie, je menai cette femme chez l'illustrissime Baron de Van-Swieten, afin qu'il vît le progrès des experiences ; & par sa bien-veillance ordinaire il ne manquoit pas de donner chaque fois de l'argent à la malade.

TROISIE'ME CAS.

Une femme âgée de 24. ans, bien portante d'ailleurs, s'apperçut depuis un an qu'elle portoit dans sa mamelle droite un tubercule dur, mobile, qui augmenta peu à peu jusqu'au point que le 12. Octobre 1758. lorsqu'elle s'adressa à moi, il égaloit la grandeur d'un œuf d'oye.

En examinant la tumeur, je m'apperçus que c'étoit un squirre parfait.

Je lui donnai matin & soir trois pillules, dont chacune pesoit deux grains, & je lui ordonnai de boire pardessus l'infusion qu'elle voudroit.

Le 25. Octobre la malade revint chez moi, & je trouvai sa tumeur plus molle, un peu moindre. Elle me demanda fi on ne pourroit pas mettre quelqu'emplâtre fur la tumeur ; mais je ne le voulus point, afin d'éprouver ce que les pillules pourroient faire en agiffant feules : ainfi je lui confeillai de prendre matin & foir quatre pillules.

Le 16. Novembre je vis le fquirre partagé en plufieurs portions molles : la femme fe réjouiffoit beaucoup du bon fuccès, fes régles coulérent bien, & elle ne difcontinua point les pillules dans le tems des régles, parce qu'elle ne fentit alors aucune alteration.

Je lui prefcrivis un purgatif, qui opera très bien, & la mamelle fe dégonfla beaucoup.

Enfuite je lui ordonnai de continuer ces pillules.

Le 15. Décembre elle revint, & la mamelle étoit prefque dans fon état naturel ; il reftoit feulement une petite masse molle comme de la pâte.

Le 3. Janvier la mamelle étoit entiérement dans son état naturel.

- Je lui prescrivis encore un purgatif ; & depuis ce tems-là je n'ai plus vu cette femme.

QUATRIE'ME CAS.

Au mois d'Août 1758. une fille âgée de 18. ans se relevant d'une maladie aigue à l'hôpital, & tandis qu'elle commençoit à recouvrer ses forces, elle sentit de grandes douleurs dans la mamelle droite : cette mamelle étoit déja dure comme une pierre depuis six mois.

Je lui ordonnai alors des pillules faites avec la gomme ammoniac, le savon de Venise, la rhubarbe &c. *Monsieur Hassner* Chirurgien lui appliqua à l'exterieur un cataplâme de savon de Venise dissout dans du lait.

La malade alloit mieux depuis le commencement, la mamelle commença de se ramolir & les douleurs se calmérent.

Mais après cela les douleurs augmentérent une seconde fois, la mamelle devint plus dure & de couleur de pourpre, enfin elle devint livide; & quelques jours après la peau s'étant percée il se forma un ulcére sordide, d'où il découloit & abondamment une sanie très fétide.

Je lui fit appliquer exterieurement la fomentation des feüilles de Ciguë, & je lui donnai matin & soir trois pillules de deux grains chaque.

Le même jour les douleurs diminuérent beaucoup par l'usage de ces remédes.

Le troisiéme jour la couleur livide commença à disparoître, & il parut du pus clair à la place de la sanie fétide.

Le septiéme jour toute la mamelle devint d'un rouge clair, l'ulcére étoit beau ; les douleurs qui furent petites pendant le jour, s'augmentérent un peu sur le soir ; le pus paroiſſoit déja de bonne qualité & la mamelle étoit plus molle.

Le quinziéme jour, l'ulcére paroiſſoit tendre à la guériſon, la mamelle fut plus molle, & la couleur pour ainſi dire naturelle : il n'y reſtoit point de douleurs, ou elles étoient peu conſidérables.

Le 20. la maſſe de la mamelle étoit moindre, plus molle, & l'ulcére ſe ferma.

Pour calmer les douleurs, il falut employer l'opium.

Le 25. la mamelle étoit extrêmement molle vers la papille, & j'y apperçus une eſpéce de fluctuation obſcure : je fus encore obligé de donner l'opium pendant la nuit à cauſe des grandes douleurs.

En outre je commencai depuis ce même jour de lui donner matin & soir quatre pillules ; & on appliqua attentivement à l'exterieur la fomentation de Ciguë.

Le 28. la fluctuation étoit manifeste, & les douleurs très aiguës : la malade même me pria de lui faire ouvrir l'abcès, ce qui fut fait suivant mon avis par le très exact *Monsieur Haffner*, Chirurgien de mon Hôpital.

Il s'écoula une grande quantité de pus de bonne qualité, les douleurs se calmérent d'abord & toute la mamelle tomba. On trouva seulement quelques portions des bords squirreuses, la couleur de la mamelle étoit naturelle.

Cela fait, nous n'employâmes aucun autre reméde que la fomentation * de Ciguë & les pil-

---

* Il faut entendre ici, comme dans les autres endroits de ce Traité, par le mot de fomentation, le sachet de Ciguë, &c.

lules , afin d'éprouver ce que ceux là-seuls pourroient faire.

Il s'écoula tous les jours une assés grande quantité de pus de bon caractére, & les portions squirreuses se dissipérent si vite que le quarantiéme jour il n'en resta pas davantage, & l'ulcére net commença à se guérir.

Le cinquantiéme jour la mamelle fut guérie, & l'ulcére cicatrisé.

Cette malade fut donc entiérement guerie, par l'unique moyen des pillules & de la fomentation de Ciguë, & elle n'éprouva jamais aucune incommodité de l'usage de ces remédes.

Les selles parurent toujours bien cuites, excepté pendant les jours qu'il avoit fallu se servir d'opium.

Vers la fin je donnai à la malade un purgatif, qui lui fit rendre quatre selles très copieuses.

Trois jours après, la premiere fois que les mois reparurent, ce fut fans aucune incommodité, de forte qu'elle quitta l'Hôpital étant parfaitement bien guérie.

CINQUIE'ME CAS.

Une femme de 28. ans, fix femaines après fes derniéres couches, s'apperçut d'une dureté & d'une douleur qui fe faifoient fentir dans la mamelle droite. L'enfant qu'elle nourriffoit refufa de recevoir le lait de cette mamelle.

Vers le commencement, elle n'y appliqua rien que des linges imbus de vapeurs aromatiques.

Lorfqu'elle s'apperçut que la dureté & les douleurs s'augmentoient, elle appliqua un emplâtre fur la mamelle, mais qui devint fi rouge en caufant les plus vivesdouleurs, que la malade ne pouvoit plus dormir ni jour ni nuit.

Enfin le huitiéme mois la fiévre survint avec une grande soif & la respiration fut génée : de sorte qu'ayant reçu la mere & l'enfant dans mon Hôpital, j'avois resolu de les séparer ; mais l'enfant ne voulut point prendre des alimens ni de Boisson, il perdoit ses forces par des cris continuels : d'abord qu'on l'eut remis avec sa mere il reposa, & il dormit tranquillement.

Desorte qu'il fallut accorder à l'enfant le lait de la mere. Comme la fiévre étoit considerable dans la mere avec le pouls élevé & dur, j'ordonnai qu'elle fût saignée ; je fis appliquer un cataplâme émolient sur la mamelle douloureuse, & j'ordonnai pour boisson ordinaire une tisanne diluante nitreuse.

Dans l'espace de deux jours la douleur de la mamelle se calma beaucoup, & la fiévre cessa entiérement.　　　　　Je

Je continuai encore les mêmes remédes pendant trois jours ; & alors presque toutes les douleurs se dissipérent, mais la dureté persista dans le même état : la fiévre ne revint pas davantage, ce qui fit que je changai les remédes.

Je faisois appliquer à l'exterieur un cataplâme de savon de Venise dissous dans le lait, & j'ordonnai pour reméde interieur le cataplâme suivant.

R. « Du savon de Venise demi-« once, faites-le dissoudre dans de « l'eau. De fleur de sureau une li-« vre, ajoutez y ensuite du sel po-« lychreste. Demi-gros du sirop « de chicorée composé avec la « rhubarbe, deux onces & demi : « mêlez le tout ensemble.

La malade prendra toutes les deux heures demi-once de ce mêlange.

Lorsque j'eus donné ce mé-lange pendant dix jours sans in-

terruption, je ne trouvai aucu
changement dans la ma melle, &
la malade se dégoutoit peu à peu
du reméde : je m'apperçus d'ailleurs que les glandes du col de
l'enfant, qui en outre se portoit
bien, avoient déja commencé à
se gonfler & se durcir.

C'est pourquoi j'ordonnai à la
mere de prendre trois fois par
jour trois pillules, & de boire par
deffus une infusion abondante de
fleurs de sureau.

Je m'apperçus déja dans trois
jours que la mamelle étoit plus
molle à sa surface, & la malade me dit qu'elle pouvoit respi-
rer plus librement, que les uri-
nes étoient plus abondantes.

L'enfant qui sucçoit le sein de
la mere, ne ressentit aucun mal
de l'usage de ces remédes.

Huit jours après je trouvai
que le squirre de la mamelle
étoit partagé en plusieurs por-

ons ; l'enfant essuya une diar-
hée legere, & la mere ne rendit
lus une aussi grande quantité
d'urine.

Le quatorziéme jour toute la
mamelle étoit molle comme de la
pâte, la malade avoit bonne appetit, elle alloit naturellement
à la selle tous les jours comme
avant sa maladie ; la petite diarrhée de l'enfant persistoit toujours, il n'en fut pas cependant
affoibli, & les glandes du col revinrent insensiblement dans leur
état naturel.

Le vingt-quatriéme jour la
mamelle fut presque entierement
rétablie, & l'enfant n'étoit plus
tourmenté de sa diarrhée.

Le trentiéme je donnai à la
mere un gros de rhubarbe choisie, desorte qu'elle fut bien pur-
gée ; & quelques jours après elle
sortit de l'Hôpital avec son enfant,
étant l'un & l'autre parfaitement
gueris.

Je n'augmentai point la dose des pillules, il suffit d'en donner neuf tous les jours.

SIXIE'ME CAS.

Un homme de 64. ans avoit un cancer affreux qui rongeoit toutes les parties depuis l'angle gauche de la bouche jusqu'à l'oreille ; tous les remédes qu'on essaya ne purent arrêter la maladie : le quinquina lui-même n'avoit rien produit.

Je lui donnai matin & soir six pillules avec l'infusion des fleurs de sureau, & exterieurement on appliqua l'emplâtre diapompholix.

Le premier jour le malade ne sentit aucun soulagement.

Le deuxiéme les douleurs se calmérent, le malade dormit pendant la nuit ; l'ulcére ne sentoit plus aussi mauvais.

Le troisiéme jour il sortit de

l'ulcére une sérosité âcre très abondante, les lévres qui étoient auparavant fort bouffies se defenflérent.

Le quatriéme jour il coula une moindre quantité de sanie, & la puanteur fut moindre.

Le cinquiéme jour au lieu de sanie il parut du pus clair, & l'ulcére paroissoit assés propre.

Le 6. le 7. le 8. le neuviéme jour les choses étoient dans le même état, les douleurs étoient petites, le malade avoit bon appetit.

Le douziéme il sortit derechef de l'ulcére une serosité abondante, les douleurs se calmérent & la tumeur des lévres diminua.

Le 13. l'ulcére étoit encore sordide, il répandoit une très mauvaise odeur, & excitoit des grandes douleurs.

Le 14. j'augmentai la dose des pillules, j'en donnois huit matin & soir.

Le 15. l'ulcére étoit inondé d'une serosité trés considerable, & les douleurs diminuérent beaucoup.

Le 16. le pus étoit de bonne qualité, & le malade ne se plaignoit d'aucune douleur.

Le 17. l'ulcére paroissoit net, la suppuration étoit louable, les douleurs avoient totalement disparu.

Le 18. tout étoit dans le même état.

Le 19. les grandes douleurs réparurent encore, les lévres de l'ulcére se gonfléren: le malade rebuté se retira à la campagne, & se remit entre les mains d'un Barbier: celui-ci fit si bien avec des emplâtres & des décoctions, que le cancer occupa tout dè suite presque tout le visage, & tua le malade dans l'espace de trois semaines.

L'usage des pillules avoit arrêté les progrès du cancer ; car il ne s'étoit point accru ni en grandeur ni en profondeur, mais la maladie empira d'abord que le malade eut quitté l'usage des pillules.

Une Dame de condition étant à la chasse, poussa un peu trop fortement son fusil contre la mamelle droite.

Elle ne ressentit pas d'abord une grande douleur ; mais huit ou quinze jours après, elle s'apperçut qu'elle avoit dans cette mamelle un tubercule gros comme un pois.

Ce tubercule s'accrut ainsi insensiblement sans exciter de douleur, de sorte qu'il surpassoit la grandeur d'un gland.

On m'adressa cette Dame dans cet état : ayant vu le cas, j'ordonnai trois pillules matin & soir.

Huit jours après elle revint chez moi ; en regardant la tumeur je n'y apperçus aucun changement.

Le dix-septiéme jour le tubercule parut plus mol dans sa surface, la malade n'éprouva jamais aucune douleur dans la mamelle ; mais tandis qu'elle fit usage de ces pillules, elle rendit contre son ordinaire, deux ou trois fois des selles liquides ; cependant les forces se maintenoient malgré cela, & l'appetit étoit toujours le même.

Après le premier mois le tubercule avoit diminué de sa masse, il étoit plus mol, & paroissoit beaucoup plus mobile.

A la fin du mois suivant, le tubercule étoit moindre de près de la moitié, & plus mol ; je conseillai à cette Dame de continuer ses pillules, mais depuis ce tems-là je ne l'ai plus vue.

Pendant

Pendant l'ufage de ces pillules, elle s'eft toujours bien portée, les mois ont paru dans ce tems-là, elle continua également alors ces pillules, parce qu'elle n'en fut point incommodée.

Une femme de 43 ans s'adref-fa à moi le 22. Mars 1758, ayant la mamelle gauche extrêmement grande, dure comme une pierre, immobille, de couleur de pourpre, livide dans plufieus endroits, & excitant des douleurs très-aigues; d'ailleurs elle ne pouvoit remuer le bras du même côté à caufe de la douleur de la mamelle & de la tumeur des glandes fubaxillaires; pendant qu'elle marchoit, la refpiration étoit courte, difficile, avec une petite toux.

Tous ces fignes annonçoient un cancer occulte.

E

Elle rejetta la caufe & l'origine de ce mal fur fon mari qui
lui avoit donné un coup de cou-
de fix mois auparavant fur cette
mamelle : il parut tout de fuite
un tubercule, qui parvint à une
fi grande maffe, & dégenéra en
cancer.

Avant d'ordonner des remédes
à cette femme, je la menai chez
l'illuftriffime Monfieur le Baron
Van-Swieten, qui ayant bien
confideré les chofes, reconnut
que le cas étoit difficile & propre pour l'épreuve de nos remédes : il me confeilla de lui donner
matin & foir trois pillules, & de
lui renvoyer cette femme tous
les quatorze jours, afin qu'il pût
s'affurer de l'effet des remédes.

Le 30 Mars la femme revint
à moi, en difant que les douleurs
étoient moindres, mais que d'ailleurs la mamelle avoit reftée dans
le même état.

Je lui fis découvrir le sein, & je vis d'abord que la couleur de toute la mamelle étoit changée, de telle façon cependant que dans la partie où la mamelle étoit pourprée auparavant, la couleur étoit alors devenue belle & éclatante, & qu'elle étoit pourprée dans les endroits où je l'avois vue auparavant livide ou brune, même je m'apperçus que vers l'aiselle la mamelle étoit plus molle, ensorte que je lui conseillai de continuer les pillules.

Le 6 Avril je la menai chez *Monsieur Van-Swieten*; il fut fort satisfait du bon effet du reméde, car il vit manifestement que la couleur qui étoit auparavant chancreuse, étoit déja changée en couleur naturelle dans differens endroits, que dans d'autres elle étoit d'un beau rouge, & qu'elle n'étoit plus nulle part livide: la femme avoua aussi que la dou-

leur étoit moindre ; mais la respiration resta aussi difficile avec
la petite toux. L'illustrissime Baron en touchant la mamelle, la
trouva dans tous les bords plus
molle & moindre ; il donna de
l'argent à la femme afin qu'elle
continuât ses remédes avec ardeur.

Le 13 Avril je trouvai encore
la mamelle plus molle & un peu
plus petite, mais il y avoit sur
la papille un endroit long de trois
pouces, & large de deux pouces,
qui n'éprouvoit aucun changement : il étoit extrêmement rouge & immobile, j'ordonnai alors
à la malade de prendre matin &
soir cinq pillules.

Le 20 Avril, je me rendis
avec la malade chez *Monsieur
Van-Swieten* : elle se plaignoit
pour lors de douleurs aigues,
pungitives, piquantes, brulan-
tes, qui revenoient de tems en

tems ; la toux étoit un peu plus fréquente, & la malade me dit qu'en toussant elle sentoit une plus grande douleur dans la mamelle, comme si elle étoit adherente au poulmon, & qu'en toussant, elle fût entraînée en dedans.

D'ailleurs une portion de la mamelle large d'un demi pouce & repondant à l'aisselle, étoit entiérement dans son état naturel par rapport à sa molesse, sa couleur & sa grandeur : ce qui fit dire à Monsieur Van-Swieten, que la dureté de la mamelle se fondoit comme de la glace.

Neanmoins la tumeur qui étoit sur la papille n'éprouva aucun changement.

Afin de remedier peu à peu à cette toux séche, j'ordonnai alors outre les pillules une décoction de racine & des feuilles d'Althea avec le Sirop de la même plante.

Le 27 Avril la malade se plai-

gnoît de la même toux & dès
mêmes douleurs ; mais elle s'apperçut qu'elle pouvoit ferrer fon
corps beaucoup plus que quatorze jours auparavant, & de-là elle
conclut que la mamelle avoit di-
minuée.

Nous continuâmes la même
dôfe des pillules & l'ufage de
la décoction.

Le 4 May nous revinmes chez
Monfieur Van-Swieten. Toute
là mamelle étoit moindre & plus
molle, excepté la dureté qui étoit
très fortement adhérente aux cô-
tes, & qui étoit fur la papille.

Le 18 May, la malade fe portoit mieux, la toux étoit moins
fâcheufe, les douleurs médiocres,
là mamelle plus molle ; la dureté demeura fur la papille dans
le même état, la toux commença
d'emmener des crachats gluti-
neux.

Le premier Juin, l'illuftriffime

Monsieur le Baron fut extrêmement satisfait, lorsqu'il vit que
la mamelle étoit au moins de
deux tiers moins grosse. Mais la
malade se plaignoit de douleurs
nocturnes, & de la toux fâcheuse
pendant la nuit. Monsieur *Van-
Swieten* me conseilla de lui donner le soir les pillules de cino-
glose.

Le 15 Juin la malade revint,
en me disant avec beaucoup
de joye qu'elle dormoit bien,
qu'elle toussoit plus rarement,
qu'elle étoit exempte de presque
toutes les douleurs. La respiration étoit un peu plus libre, il
parut des crachats purulens.

La dureté aussi, qui étoit sur la
papille, commença à se ramolir.

Le 29 Juin la malade avoit
encore la respiration plus libre;
les crachats purulens sortoient
avec aisance, mais la dureté qui
étoit sur la papille persistoit pres-

que dans le même état ; c'eſt pourquoi je fis appliquer extérieurement une fomentation de Cigue.

Le 13. Juillet elle revint en ſe plaignant que la dureté qui étoit ſur la papille commençoit à s'exulcérer par l'application du ſachet.

En examinant la mamelle, j'apperçus que l'épiderme s'étoit ſéparé dans un petit eſpace, que la peau étoit percée, & qu'il en découloit une ſanie acre.

En recherchant plus particuliérement la cauſe de cela, j'appris de la malade qu'ayant ſenti une démangeaiſon déſagréable, & un fourmillement dans la mamelle, elle avoit graté cet endroit avec les ongles & avec ſa chemiſe, qu'elle y avoit ſenti depuis ce temps là une grande ardeur, & un écoulement de ſanie.

Je lui ordonnai de continuer la fomentation, & de prendre matin & soir huit pillules.

Le 20. Juillet l'ulcere étoit déja assez profond, les lévres étoient livides, la sanie étoit fort puante, la malade souffroit des plus grandes douleurs, le pus parut avec les crachats.

Le 27. Juillet l'ulcere étoit encore plus profond, mais les douleurs se calmèrent : la sanie étoit très-fetide, il ne parut point de pus, il sortoit de l'ulcére des morceaux larges, coriaces, durs, fétides ; ainsi la dureté qui étoit sur la papille, & rebelle à toutes sortes de remédes, paroissoit diminuer par l'exfoliation. Les crachats purulens venoient en abondance ; mais la toux excita de la tention & une grande douleur dans l'ulcére.

Les levres de l'ulcére récouvrèrent peu-à-peu leur couleur naturelle.

Dans cet état je reçus la malade dans mon Hôpital. Monsieur *Haffner* Chirurgien la pansoit deux fois tous les jours, & remplissoit l'ulcére de charpie, imbibée d'infusion de Cigüe. Il tomboit tous les jours des fragmens coriacés, & la tumeur diminua beaucoup. La malade ne souffroit aucune douleur, elle dormoit sans opium ; mais pendant le jour elle toussoit fréquemment, & rejettoit des crachats purulens.

Le 15. Août il commença à paroître du pus dans l'ulcére : presque toute la mauvaise odeur se dissipa, & la dureté diminua par la suppuration. Les lévres de l'ulcére étoient nettes & avoient une très-bonne couleur, les forces de la malade étoient assez bonnes, elle expectoroit avec facilité, la respiration étoit beaucoup plus aisée.

Le 16. Août je fis venir la malade chez l'illuſtriſſime Monſieur *Van Swieten*, il fut ſurpris de voir un ſquirre auparavant ſi opiniâtre, diminuer dans ce temps-là par une ſuppuration bénigne, & il me fit eſpérer que lorſque la dureté des bords ſeroit conſumée, l'ulcére ſe conſolideroit de ſoi-même.

Effectivement tout ſe paſſa très-bien, & il y avoit déja beaucoup de ſignes de guériſon.

Le 24. la malade ſe plaignoit encore de la toux fréquente, & des grandes douleurs que la toux attiroit dans la mamelle; car elle me dit que la mamelle paroiſſoit comme attachée avec une corde, & que lorſqu'elle touſſoit, elle la ſentoit ſe retirer vers l'intérieur de la poitrine, en cauſant les douleurs les plus aigues. Tout cela rendoit la malade fort agitée pendant la nuit; ainſi il fallut recourir à l'Opium.

Dès qu'elle eut pris l'Opium, elle fe porta bien mieux, elle avoit appétit, les forces étoient plus confidérables, la toux moins fâcheufe, les crachats aifés, purulens.

Le 2. Septembre je vis la malade vers les huit heures du matin en bon état, fe promenant fans fe plaindre ni de la toux, ni de la douleur.

Le même matin quelques amis de la malade lui porterent du vin en cachette. Dès qu'ils fe furent retirés, la malade but le vin avec beaucoup d'avidité, étant encore à jeun ; de forte qu'elle eut des vertiges, elle vomit, elle tomba, & dans quelques minutes enfuite elle mourut d'apoplexie.

Nous trouvâmes dans la dure mere plufieurs veines variqueufes. Le cervelet étoit comprimé par une grande quantité de fang grumeleux.

Le lobe moyen du poumon gauche étoit tout fquirreux ; mais le lobe fupérieur étoit en partie fquirreux, en partie fuppurant.

Ces deux lobes étoient fortement attachés à la plevre par leur partie antérieure, & nous ne pumes les féparer fans caufer des dechirûres.

L'ulcére étoit propre, les mufcles de la poitrine très-fains, les levres de l'ulcére avoient une très-bonne couleur, & ils avoient déja commencé à fe réunir avec les parties voifines, & à fe rapprocher entr'eux. Enfin perfonne n'auroit pû douter de cette guérifon entiere.

NEUVIE'ME CAS.

Une femme âgée de 23. ans avoit des petites glandes fquirreufes & gonflées dans toute l'étendue du col, & par cette raifon le col étoit plus gros que la tête.

Plusieurs de ces glandes étoient rongées par un ulcére chancreux. Cette malade ayant déja tenté nombre de remédes préscrits par différens Médecins & Chirurgiens, ne s'apperçut d'aucun soulagement, & enfin elle vint à notre Hôpital.

Le grand Chirurgien Monsieur *Haffuer* appliqua extérieurement, & lui donna tout ce que la Chirurgie pouvoit indiquer.

De mon côté d'ailleurs j'ordonnai des décoctions très-abondantes, & des pillules composées avec les gommes férulacées, la resme de gayac, le savon de Venise, la terre foliée de tartre, l'extrait catholicum, &c.

Je fis continuer très-exactement ces remédes pendant six semaines, cependant je n'apperçus aucun changement dans la maladie.

Les ulcéres repandoient une

sanie fétide & maligne : même
la matiere ichoreuse corroda la
membrane cellulaire, & produisit
des sinus profonds & des fistules.

Enfin après avoir vu l'inutilité
de ces remédes, je tentai le sublime corrosif, préparé à la façon
de Monsieur *Van-Swieten*. Mais la
malade sentit des douleurs dans
la poitrine, elle commençoit à
tousser, & elle se plaignit d'une
ardeur dans le sternum, quoiqu'elle bût des décoctions très-
abondantes.

Néanmoins je continuai toujours l'usage du sublimé pendant
un mois, parce que les simptômes qui étoient survenus par
l'usage de ces remédes, étoient
devenus plus doux ; mais il parut
alors une légere salivation sans
que la malade en fût soulagée.

Ayant vu cela, je fis discontinuer l'usage de ces remédes,
je fis appliquer extérieurement

une fomentation de Cigue , &
outre l'infusion de lierre terres-
tre, de veronique , d'aigremoine
&c. je donnai tous les jours
quatre pillules, réiterées trois
pendant la journée.

Le sixiéme jour les douleurs
se calmèrent, la lividité des glandes ulcérées passa en une belle
couleur rouge, la sanie disparut,
& il vint du pus clair à la place.

Le dixiéme jour la tumeur du
col & des glandes fut beaucoup
moindre, les ulcéres assez purs,
le pus de bonne qualité, la malade
dormit tranquillement, elle avoit
appetit, elle ne sentoit aucune
douleur.

Le 21. il s'étoit déja cicatrisé
plusieurs ulcéres, la tumeur du
col étoit beaucoup moindre, plusieurs glandes étoient déja dans
l'état naturel , les sinus moins
profonds.

J'ordonnai alors à la malade
de

de prendre trois fois le jour six pillules.

Le trente-deuxiéme jour toutes les choses étoient en meilleur état, plusieurs sinus étoient déjà fermés. Il restoit seulement du côté gauche deux grandes fistules calleuses qui furent operées par le Chirurgien, & guéries ensuite avec la même fomentation & les mêmes pillules dans l'espace de quatorze jours, & alors presque toutes les glandes revinrent à leur état naturel ; on n'y sentoit plus aucune dureté squirreuse, il restoit seulement dans quelques endroits des tubercules mols.

Je donnai alors à la malade un purgatif avec rhubarbe demi gros, scamonée huit grains, sel polychreste quinze grains. Il émut six fois le ventre sans affoiblir la malade.

Ensuite la malade prit trois

fois le jour pendant quinze jours six pillules, mais je ne fis rien appliquer à l'extérieur.

. Ces quinze jours finis, la malade jouit d'une parfaite santé.

Le flux menstruel revint tous les jours dans le tems convenable, les pillules ne causerent aucune altération.

Je retins encore à l'Hôpital cette femme, (lorsqu'elle fut guérie,) pendant trois semaines, pour voir si les tumeurs des glandes ne reviendroient point, ou si les sinus, fermés peut-être trop vite, ne se rouvriroient point.

Mais la femme resta très-saine; de sorte que je la renvoiai de l'Hôpital, en la priant cependant de me venir trouver d'abord dans le cas qu'il revînt quelque tumeur.

Il y a déja sept mois que je ne l'ai pas vue.

DIXIE'ME CAS.

Une fille âgée de dix-huit ans avoit les deux glandes maxillaires fquirreufes, & chacune égaloit prefque un œuf de poule.

Je lui donnai tout de fuite matin & foir fix pillules, dont elle ufa pendant un mois entier fans fuccès.

La fixiéme femaine les tumeurs commencèrent premiérement à s'amolir & à diminuer.

J'obfervai enfuite une moleffe pâteufe dans la circonférence de ces glandes.

La feptiéme femaine je commençai à lui donner fix pillules trois fois le jour. De plus je lui donnois tous les huit jours un purgatif de rhubarbé.

Par ce moyen la malade fut parfaitement guérie dans l'efpace de trois mois.

ONZIEME CAS.

Une femme âgée de 67 ans, avoit dans la mamelle gauche un cancer ulcéré très-vilain, & qui étoit si grand que son bord supérieur atteignoit pour ainsi dire la machoire inférieure, & l'inférieure descendoit jusqu'au ventre.

L'illustrissime Baron *de Van-Swieten*, le respectable Monsieur de *Dietman*, Doyen, Monsieur *Gasser* très-célébre Professeur d'Anatomie, Monsieur *Jean*, Professeur de Chirurgie, & d'autres qui se trouverent à l'examen Chirurgical à l'Université, virent cette misérable femme le 20 Juin 1756, & me l'adresserent.

Toute la mamelle étoit d'un brun noir, avec de tubercules, la sanie sentoit puissamment mauvais.

Je lui ordonnai de prendre matin & soir quatre pillules, & je lui faisois appliquer extérieurement pendant le jour une fomentation de feuilles de Cigue ; & pendant la nuit l'emplâtre Diapompholix.

Le 28 Juin elle revint, & me raconta avec une joye extrême qu'elle ne souffroit plus autant qu'auparavant, qu'elle dormoit tranquillement la nuit, & qu'elle ne s'appercevoit plus d'une si mauvaise odeur.

En voyant la mamelle j'observai au lieu de sanie du pus clair.

Le 6 Juillet la couleur de la mamelle étoit belle, la suppuration louable, la masse moindre, la mauvaise odeur étoit très-légere. La malade me promit de continuer courageusement les remédes, & me remercia infiniment.

Le 14 Juillet le cancer étoit

beaucoup moindre, le pus de bonne qualité, point de mauvaise odeur, la couleur bonne ; & la malade me dit que de tems en tems il étoit tombé de l'ulcére des grands fragmens qui s'étoient séparés de la mamelle, que tous les deux ou trois jours il en sortoit une grande quantité de sérosité, & qu'alors la masse de la mamelle diminuoit visiblement.

Le 22 Juillet toutes les choses étoient encore en meilleur état, & la malade ne se plaignoit d'aucune incommodité.

Lorsqu'il y eut ensuite consultation à l'Université, j'y menai la malade.

L'illustrissime Monsieur *Van-Swieten*, Monsieur le Doyen, & tous les Professeurs en Médecine qui avoient auparavant vû cette miserable, furent surpris des grands effets, & du prompt changement de la maladie.

Car la couleur de la mamelle étoit bonne, il n'y avoit prefque point de mauvaife odeur, le pus étoit de bonne qualité, la maffe du cancer étoit moitié moindre.

Monfieur *Van-Swieten* donna de l'argent à cette malade, & l'exhorta par fes difcours complaifans de continuer exactement l'ufage de ces remédes.

Le 3 Août la mamelle paroiffoit encore moindre, mais la malade étoit agitée la nuit à caufe des douleurs qui revenoient vers le foir. Il fallut donner un paregorique qui calma tous les troubles dans l'inftant.

Elle continua toujours les fomentations, & les pillules à la même dofe.

Le 15 Août la mamelle chancreufe furpaffoit encore en grandeur le poing d'un homme. La fuppuration étoit bonne, point de mauvaife odeur, le forces en bon état à proportion de l'âge.

Le 26 Août nous revinmes chez l'illuſtriſſime Monſieur *Van Swieten*. Il vit que tout alloit bien, il s'en réjouiſſoit beaucoup & il nous fit eſperer que le cancer finiroit de fondre dans peu de ſemaines, ſi la choſe continuoit ainſi.

Le 2 Septembre la malade ſe trouvoit bien de tout le corps, le cancer n'égaloit point la groſſeur du poing.

Le 6 Septembre la malade envoya chez moi pour me dire que le matin s'étant trouvée aſſiſe ſur la Place vendant des fruits de la ſaiſon, elle avoit été ſurpriſe tout-à-coup par un coup de vent violent, qu'elle avoit ſenti un froid conſidérable par tout le corps, que tout de ſuite elle avoit éprouvé des douleurs de ventre énormes, ſuivies d'un flux de ventre très-abondant & douloureux,

douloureux , & qu'elle avoit
perdu les forces tout-à-coup.

J'ordonnai qu'elle quittât les
pillules tout de suite , & je prescrivis les remédes convénables à
la maladie nouvelle.

Le lendemain elle me fit dire
que le flux de ventre & les douleurs étoient aussi violens, qu'elle
rendoit du sang par les selles ,
qu'elle avoit une grande soif avec
des foiblesses fréquentes. Je fus
la voir le même matin avec Monsieur *Leber* Chirurgien ; j'em-
ployai intérieurement & extérieurement tous les remédes que je
crus utiles ; mais ce fut toujours
en vain.

Le troisiéme jour le visage devint cadavereux , & le quatriéme
cette misérable mourut.

Monsieur *Leber* coupa la mamelle après la mort, & la porta
à l'Université le premier jour
qu'il y eut conférence des Mé-

decins. Monsieur *Van-Swieten* &
tous les Profeffeurs en Médecine
virent le prompt & le grand effet
du reméde ; ils furent fâchés que
l'heureux progrès de cette expérience eût été troublé par une
mort imprevûe.

DOUXIE'ME CAS.

Le 4 Avril 1759. le célébre
Profeffeur Monfieur *de Haen*,
m'envoya une femme qui avoit
au col une quantité de fquirres,
dont plufieurs étoiént ulcérés
avec malignité.

La mamelle gauche étoit auffi
toute fquirreufe, & teinte d'une
couleur livide & pourpre dans
la partie qui regarde l'aiffelle ; &
dans le même endroit il y avoit
un trou étroit d'où on voyoit fortir
une fanie copieufe, ardente &
corrofive.

De plus il y avoit fous les aiffelles & dans les aînes plufieurs

squirres cachés, & de différentes grandeurs.

Je donnai tout de suite au commencement trois fois chaque jour quatre pillules, & par dessus une infusion de véronique.

Le 14 la malade revint, & me dit, que depuis l'usage de ces pillules il s'écouloit des squirres ulcérés, une beaucoup plus grande quantité de sanie ; mais qu'en s'écoulant elle n'excitoit pas la moindre ardeur dans la partie.

La couleur des squirres qui étoit auparavant livide, étoit devenue par l'usage de ces remédes naturelle & rougeâtre, la masse aussi étoit beaucoup moindre, la mobilité du col & des glandes étoit plus considérable.

La malade sentoit encore du soulagement sous les aisselles, car elle pouvoit non-seulement remuer les bras sans aucune

douleur, (ce qu'il lui étoit im-
poſſible de faire auparavant,)
mais elle pouvoit les appliquer
plus étroitement au tronc.

La couleur livide avoit preſ-
qu'entiérement diſparu dans la
mamelle, & celle-ci étoit plus
molle, avoit moins de maſſe,
il ſortoit par le petit trou du pus
de bonne qualité.

Je penſai alors qu'il falloit continuer les pillules à la même doſe,
& j'en donnai à la malade une
aſſés grande quantité afin qu'elle
en eût pour trois ſemaines, &
qu'elle ne fût pas obligée de revenir auſſi ſouvent, parce qu'elle
reſtoit fort loin.

Ayant fini de prendre ces pillules, elle revint. Déja nombre
de ſquirres avoient diſparu, pluſieurs ulcéres étoient couverts
d'une bonne cicatrice, les tubercules étoient très-petits ſous les
aiſſelles & dans les aînes, tous

étoient mobiles, & point du tout douloureux.

La mamelle étoit presque naturelle quant à sa masse & à sa dureté, & il ne sortoit qu'une petite quantité de pus par l'ouverture.

Je lui donnai alors une quantité de pillules pour un mois entier. Cependant je n'augmentai point la dose.

Le mois étant passé, la malade revint, & me demanda s'il étoit nécessaire qu'elle prît encore des pillules, parce qu'elle ne sentoit plus aucune douleur, ni aucune incommodité dans le col, ni sous les aisselles, ni dans les aînes, ni dans la mamelle; que les ulcéres étoient tous guéris, & que les squirres étoient si petits, qu'elle pouvoit les garder sans en être incommodée.

En considérant la mamelle je la trouvai entiérement dans l'état naturel, l'ouverture étoit parfaitement consolidée, le tubercule qui étoit vers l'aiffelle étoit à peine fenfible à caufe de fa petiteffe.

Les ulcéres du col étoient bien cicatrifés, les fquirres s'étoient diffipés en entier, ou étoient fi petits qu'il n'en reftoit pas la feptiéme partie.

Je trouvai fous les aiffelles un ou deux tubercules de la grandeur d'un pois, tous les autres étoient mols, naturels : la malade me dit qu'il n'y avoit plus de tumeur dans les aînes, & qu'elle marchoit avec beaucoup de liberté.

Je lui donnai encore des pillules pour un mois, & je lui dis de revenir lorfqu'elle auroit fini de les prendre.

Je l'attends encore.

T R E I Z I E'M E C A S.

Une fille âgée de 18 ans avoit depuis plusieurs années les parotides, les glandes maxillaires, & toutes celles du col squirreuses, & si gonflées, que le col surpassoit la tête en grosseur.

Les remédes tentés par plusieurs Médecins & Chirurgiens n'eurent aucun succès.

Même plusieurs parties commencerent à devenir livides, à souffrir des grandes douleurs, & enfin à se changer en ulcéres chancreux & fétides. Il survint des sueurs nocturnes avec un abbatement de forces & la ptisie.

Quoique cette malade fût fort aimée par les personnes chez qui elle servoit, elle fut cependant obligée de se faire transporter dans notre Hôpital à cause des ulcéres horribles, de la puanteur considérable & maligne, & enfin par la crainte de la contagion.

Je la vis avec Monſieur *Haffuer* Chirurgien. Nous trouvâmes parmi les ſquirres & les ulcéres un nombre infini de ſinus. D'ailleurs la malade étoit très-foible, & ſe plaignoit de ne pouvoir pas dormir à cauſe des douleurs nocturnes, en ſorte qu'il falloit donner l'opium le ſoir.

Pendant le jour je lui donnois matin & ſoir trois pillules, avec une infuſion de lierre terreſtre, de ſcabieuſe, de véronique, & beaucoup de lait. Nous appliccâmes extérieurement la fomentation de Cigue.

Le troiſiéme jour les douleurs étoient déja plus calmes, la ſanie couloit plus abondamment, elle étoit acre à la vérité, mais moins fétide, & le col étoit un peu déſenflé.

Le 8 il parut dans différens endroits du pus de bonne qualité.

Plufieurs glandes étoient deve-
nues mobiles, la malade commença à dormir fans opium, les
fueurs nocturnes furent auffi
moins copieufes.

Le 14 le pus fut bon prefque
par-tout, & les tumeurs fquirreufes moindres.

J'augmentai alors la dofe des
pillules, & j'en donnai quatre
matin & foir. On appliqua foigneufement lafomentation de Cigue.

Le trentiéme jour les fueurs
nocturnes cefférent en entier. Il
y avoit déja beaucoup de finus
férmés, les ulcéres avoient une
très-belle couleur, & quelques-
unes tendoient déja à la guérifon.
Il y avoit trois fiftules calleufes
qu'il fallut opérer.

Le quarante - quatriéme jour
plufieurs ulcéres étoient déja fermés, les autres fournirent du bon
pus, la tumeur du col étoit beau-

coup moindre, la malade recouvra l'appétit & les forces.

Le soixantiéme jour les ulcéres étoient presque tous fermés,
le col se désenfla, & la peau avoit
sa couleur naturelle. Toutes les
glandes étoient plus petites &
mobiles. Mais il restoit un squirre
adhérent à la clavicule gauche.
Ce squirre surpassoit la grandeur
d'un œuf d'oye ; & étant frappé,
il résonnoit comme un cartilage.
Cette tumeur ne se changea jamais en aucune maniere par l'u-
sage des remédes.

Le soixante - quatorziéme, il
y avoit plusieurs squirres divisés
en plusieurs portions. Une glande
s'ulcéra à la partie gauche du col,
& répandit pendant trois jours
une matiere purulente ; ensuite
tout le sac tomba, & dans peu de
jours la cicatrice fut formée.

Le quatre-vingt dixiéme jour
le col avoit déja dans plusieurs

endroits fa moleffe & fa grandeur naturelle, & il ne refta pas la dixiéme partie de la tumeur. Néanmoins le fquirre qui étoit fur la clavicule refta dans le même état ; & parce qu'il étoit mobile & qu'il avoit refifté à toute la force des remédes, nous voulumes l'extirper avec le biftouri ; mais la malade ne voulut pas le permettre, & lorfqu'elle eut affez de force, & qu'elle put aïfément mouvoir le col, elle quitta l'Hôpital pour aller chez fes parens.

Elle ne prit pas alors des remédes pendant deux mois ; & dans ce tems là les fquirres n'augmenterent ni ne diminuerent point.

Enfin elle revint encore chez moi, pour me demander fi elle ne pourroit point prendre dès pillules étant en fervice ? Je le lui confeillai tout de fuite, & je lui en donnai trois à prendre matin & foir.

Trois semaines après ayant fini les pillules, elle revint me voir, les squirres étoient moindres & plus mobiles.

La cinquiéme semaine étant finie, la malade revint encore chez moi, & elle me montra avec joye que le squirre que nous avions cru auparavant cartilagineux, étoit maintenant moindre, & divisé en six portions.

J'admirai cet effet que je désirois depuis long-tems, & je lui conseillai alors de prendre matin & soir quatre pillules ; un mois après je revis encore cette malade, & tout alloit mieux.

C'est maintenant le cinquiéme mois qu'elle fait usage de ces pillules, & elle en prend six trois fois par jour. Elle n'en sent aucune incommodité : elle est robuste, elle dort bien, elle respire avec aisance, ce qu'elle ne pouvoit faire auparavant. Elle a bon appetit, elle va du ventre tous les jours, & ses selles sont bien cuites & naturelles. Les squirres qui restent diminuent insensiblement, & tout promet enfin une guérison lente à la vérité, mais parfaite.

QUATORZIE'ME CAS.

Le 12 Septembre 1759, une femme de 40 ans dont la mamelle droite s'étoit gonflée, & étoit devenue squirreuse depuis six mois, s'adressa à moi.

Le très-sçavant Monsieur *Collin* Médecin, qui m'honoroit alors de sa visite, examina la malade avec moi.

D'abord au commencement je lui donnai trois pillules à prendre trois fois tous les jours, & je lui ordonnai de revenir huit jours après.

La malade revint alors extrêmement satisfaite de ce que son

squirre étoit plus mol & plus mobile.

Je lui conseillai de continuer
exactement les remédes.

Trois semaines après, quand la
malade revint, je fis ensorte que
Monsieur *Collin* s'y trouvât. Il
fut extrêmement surpris de l'effet
prompt que les remédes avoient
produit dans cette femme. Car
alors la moitié du squirre avoit
déja disparu.

Je lui donnai alors des pillules
pour un mois entier, afin que la
malade qui avoit une heure de
chemin à faire pour venir chez
moi, ne fût pas obligée de revenir aussi souvent.

Ces pillules finies, à peine le
squirre avoit-il la grandeur d'un
œuf d'oye.

Je lui prescrivis alors un purgatif, & je lui donnai encore des
pillules pour le mois suivant.

Ce mois fini, j'attendois cette

femme avec beaucoup d'empressement, mais elle n'est plus reve-
nue.

QUINZIE'ME CAS.

Un homme âgé de 53 ans gagna
la vérole, & la négligea, partie
par honte, partie par défaut d'argent.

Le testicule gauche vint à se
gonfler, à exciter des douleurs
violentes, & il devint entiérement squirreux. La verge devint
si monstrueuse qu'elle surpassoit
de beaucoup celle d'un cheval.

Enfin il parut dans trois endroits des excroissances fougueu-
ses, qui dégénérerent bien-tôt
en chancres affreux.—

Les bourses mêmes furent rongées par un ulcére carcinomateux, & le testicule gauche étoit
entiérement à nud, ulcéré, chancreux, pendu au scrotum.

Le malade ne pouvoit se tenir

couché, ni dormir à cause des douleurs, moins encore pouvoit-il marcher.

Dans ces pitoyables circonstances il fut porté à notre Hôpital.

Tandis que j'examinois ces parties avec Monsieur *Haffuer* Chirurgien, nous fumes saisis d'horreur à cause de la mauvaise odeur que nous éprouvâmes.

Le testicule droit qui pandoit du scrotum, étoit tout chancreux & plus gros que le poing.

Sans manier rudement la verge, le scrotum, ni le testicule, le sang sortit tout-à-coup en abondance & de lui-même.

Le malade affoibli tomboit souvent en syncope, mais la puanteur étoit si forte que nous ne pûmes laisser ce malade parmi les autres. Nous fumes obligé de l'en séparer.

Je lui donnai tous les jours au commen-

commencement une once & de-
mie d'écorce du Perou, afin
de corriger l'acrimonie par ce
moyen, & de féparer le mort
d'avec le vif.

Mais le quatriéme jour le malade réfufa de prendre du quinquina avant qu'il fut préparé?
Nous n'avions aucun chan-
gement, ni aucun foulagement
pendant l'ufage du quinquina,
même les forces diminuoient davantage, & le malade perdit l'appetit.

Dans ce cas défefperé je voulus
tenter l'ufage des pillules, & de
la fomentation de Cigue.

Je lui donnai d'abord dans le
commencement fix pillules trois
fois le jour; & je fis couvrir très-
foigneufement les parties affectées avec la fomentation de Cigue.

Le même foir les douleurs fe
calmérent, & le miférable malade commença à dormir de lui-
même.   H

Le jour suivant il se séparoit déja beaucoup de fragmens pourris, la verge se désenfla, & on ne sentoit pas davantage la mauvaise odeur ordinaire.

Le troisiéme jour tout étoit en meilleur état.

Le 4. le pus étoit de bonne qualité dans tous les ulcéres carcinomateux, la verge diminua de la moitié, le testicule devint plus petit & plus mol, les ulcéres avoient une bonne couleur. Le malade s'endormit sans parégorique, & il commença d'avoir appétit.

Le huitiéme jour la verge revint à son état naturel, les parties chancreuses étoient fort corrigées. La suppuration étoit bonne par-tout. Il se sépara de grandes portions du scrotum, le testicule fut mol, & à peine égaloit-il la gandeur d'un œuf.

Le 12. tout alloit encore mieux.

Le 18. il ne parut plus rien de chancreux, le testicule recouvra son volume & sa molesse naturelle, & il nous parut que ce qui avoit été rongé par l'ulcére carcinomateux, se réparoit dans cette partie.

Les bords du scrotum avoient une très-bonne couleur, & commençoient à se rejoindre. Dans la verge au lieu d'excroissances chancreuses, les ulcéres étoient déja remplis & très-purs.

Toutes les fonctions se faisoient beaucoup mieux, les forces étoient plus considérables.

De sorte que je continuai ces pillules, toujours à la même dose, avec les fomentations de Cigue, jusqu'au trentiéme jour, & alors le scrotum étoit entiérement guéri, les ulcéres de la verge étoient beaux & beaucoup moindres.

Le malade étoit tourmenté tous

H ij

les soirs d'une démangeaison désagréable par tout le corps. Ainsi,
afin que quelque portion de virus
vénérien cachée dans le sang, ne
vint ensuite jouer des rôles fâcheux, je terminai le reste de la
curation par les remédes antivé-
nériens.

Dans le cas dont il s'agit maintenant, les pillules & la fomentation firent plus que je n'aurois
osé espérer.

Je fis voir le malade au très-
sçavant Monsieur *Kolman*, Médecin des Armées, à Monsieur
Leber, Chirurgien de l'Hôpital
de la Ville, au Frere *Abdon*,
Chirurgien chez les Freres de la
Miséricorde, & à plusieurs autres
personnes de l'Art & mes amis;
ils furent tous grandement surpris
des effets admirables qu'on ne
sçauroit espérer.

SEIZIE'ME CAS.

Une femme âgée de 36 ans avoit dans la partie gauche du col deux fistules, qui étoient venues d'une cause inconnue, & qui avoit produit des sinus si nombreux & si considérables, que Monsieur *Haffuer* faisoit pénétrer sa sonde jusqu'à la langue, au sternum, entre l'ésophage & la trachée artére, jusqu'à la partie opposée du col. Et ce qu'il y avoit encore de plus étonnant, c'est que ces sinus se distribuoient dans tout le thorax.

Car les liqueurs qu'on injectoit dans les fistules, passoient, suivant le rapport de la malade, dans la partie antérieure de la poitrine, jusqu'au scrobicule du cœur, & par la partie postérieure, jusqu'aux lombes.

Monsieur *Haffuer* le pensoit bien de même, car il falloit la plufpart du tems plus de fix onces d'injection pour remplir ces finus.

Nous tentâmes par ce traitement tous les remédes qui nous parurent convénables, & ceux que les meilleurs Auteurs ont recommandé en pareil cas.

Mais tous ces fecours furent fans effet ; & après avoir tourmenté la malade pendant fix mois entiers par différentes décoctions, des injections, & des fomentations, il furvint des grandes douleurs, & la malade commençoit à devenir pthifique.

Ayant vu tous ces moyens inutiles, nous conclumes, Monfieur *Haffuer* & moi, qu'il falloit tenter la Cigue.

Nous entourâmes le col & le dos de fomentations de Cigue. Monfieur *Haffuer* faifoit tous les jours des injections douces dans les fiftules & dans les finus, avec une légere infusion de cette plante.

La malade prenoit matin & soir six pillules.

D'abord le premier jour les douleurs diminuerent, & la malade dormit sans le secours de l'opium, ce qu'elle n'avoit pu faire jusqu'alors.

Le troisiéme jour le Chirurgien s'apperçut que les fistules recevoient une moins grande quantité d'injection.

Le dixiéme jour la malade se trouva bien, & tout paroissoit tendre à la guérison.

Le 14 à peine pouvoit-on injecter deux onces d'infusion. La malade se plaignoit de tension dans le dos, d'une ardeur vers le sternum, & d'une sécheresse de gosier.

Je fus d'avis de quitter les injections avec l'infusion de Cigue, & d'en faire seulement de très-légeres, avec l'infusion de Cigue jointe au miel rosat.

Cela fait, la malade fut guérie dans huit jours, & les fiftules fe cicatriferent fortement.

Cette malade refta encore fix mois à l'Hôpital, & nous n'apperçûmes jamais que le mal fe renouvelât.

DIX-SEPTIE'ME CAS.

Dans l'efpace de quatre mois, & dans le même Hôpital, j'ai guéri en entier par l'ufage des pillules & de quelques purgatifs donnés de tems en tems, un homme, à qui par rapport à une fiévre quarte fupprimée tout-à-coup, il furvint dans la partie antérieure de l'abdomen une dureté longue d'un empan, & dont la largeur égaloit la moitié de la longueur.

Il s'eft préfenté dans mon Hôpital deux cas femblable, dont la curation a été très-bien faite par le moyen de ces pillules.

Même

Même ces pillules ont fondu un squirre du foye, & guéri l'ictére qui lui avoit succedé; mais je faisois boire dans le même tems du petit lait en abondance au malade.

Lorsque la rate se gonfle à la suite des fiévres intermittentes, & que sa substance est devenue spongieuse, alors ces pillules sont peu utiles, & les autres médicamens n'y font rien.

DIX-HUITIE'ME CAS.

Dans mon Hôpital un homme âgé de cinquante ans, aveugle des deux yeux par la cataracte, & qui se relevoit d'une maladie aigue, prit ces pillules avec tant de succès, que dans deux mois il fut en état de marcher seul, & de distinguer les objets & les couleurs.

DIX-NEUVIE'ME CAS.

La vûe s'étoit tellement affoi-
blie dans une fille âgée de 22
ans, à cause de la catharacte com-
mençante dans les deux yeux,
qu'elle ne pouvoit presque plus
marcher seule, sans de grandes
attentions.

Les catharactes disparurent en
entier dans deux mois & demi
par l'usage de ces pillules, & la
vûe revint en si bon état, qu'elle
peut enfiler maintenant les ai-
guilles les plus fines, & coudre
d'ailleurs très-exactement.

Monsieur *Leber* mena cette fille
chez l'illustrissime Monsieur *Van-
Swieten*, afin qu'il entendît l'histoire de la fille même, & qu'il
s'apperçût de l'effet des remédes.

VINGTIE'ME CAS.

Une femme âgée de 25 ans avoit
un broncocele squirreux, qui n'oc-

cupoit pas seulement toute l'é-
tendue du col, mais qui pénétroit
encore dans l'intérieur de la poitrine , & rendoit la respiration
difficile.

Pendant l'usage de ces pillules ,
le broncocele fut guéri dans quatre mois, partie par une résolution bénigne, partie par la suppuration. La respiration revint
très-libre.

Elles guérirent à même tems
un ulcére profond & maligne,
situé dans la cuisse gauche , &
qui avoit resisté jusqu'alors à toutes sortes de remédes , & fatigué
pendant plus de six mois l'atten-
tion de Monsieur *Haffuer*, Chirurgien de mon Hôpital.

Ce sont là les épreuves que j'ai
faites avec un succès entier. Je
pourrois encore rapporter d'autres guérisons ; mais comme elles
ne sont pas parvenues jusqu'à la
fin, j'aime mieux les passer sous
silence. I ij

Mais pour ne point rapporter seulement mes essais, & paroître le seul Ciceron pour ma Maison, j'en rapporterai avec plaisir, & dans peu de mots, d'autres qui ont été faits par des personnes très-dignes dans l'Art.

De trois sœurs, deux furent suffoquées par des glandes du col, gonflées & squirreuses. La troisiéme fut conservée & guérie par l'illustrissime Président de notre Faculté, Monsieur le Baron *Van-Swieten*, qui se servit de ces pillules.

Dans un semblable cas où tous les secours de l'Art avoient été épuisés sans succès, & dans lequel l'électricité même* avoit été employée en vain, le très-illustre & célébre Archiâtre, Monsieur *Kestler*, éprouva un très-grand

----

* Il y a apparence qu'on continue encore en Alé magne d'avoir plus de foi sur l'Electricité médicale que nous n'en avons en France.

fuccès de l'ufage de ces pillules,
& n'obferva jamais aucun fâcheux accident, quoiqu'il don-
nât tous les jours à fa malade
pendant long-tems trente pillules, dont chacune pefoit deux
grains.

Il y avoit dans l'Hôpital militaire de cette Ville, un foldat,
ayant dans la parotide droite
un fquirre d'un fi grand volume,
qu'il occupoit tout le côté droit
du vifage jufqu'à l'œil.

Ce fquirre accompagné de
grandes douleurs, avec une couleur livide & brune, & de plufieurs autres affreux fymptômes,
menaçoit de dégénérer en cancer
de mauvaife qualité, & de-là la
ptifie étoit à craindre.

Monfieur *Kollman*, très-fçavant
Médecin des Armées, & qui
avoit l'Intendance de cet Hôpital, fe-fervit de mes pillules,
& fit appliquer extérieurement

une fomentation de Cigue.

Cela fait, non-seulement les menaces du cancer disparurent dans peu, mais encore presque toute la tumeur squirreuse s'évanouit dans trois semaines.

Ce brave soldat faisant très-peu de cas des petits restes du squirre, ne voulut plus demeurer à l'Hôpital, mais il alla réjoindre l'Armée, se portant d'ailleurs très-bien.

Une Dame de condition cacha pendant trois ans un cancer occulte qu'elle avoit dans les deux mamelles.

Enfin les douleurs devinrent trop violentes, il parut dans plusieurs endroits du sein des tubercules livides, qui, présageoint une très-mauvaise exulcération des cancers.

Epouvantée enfin de tous ces accidens, elle fit appeller Monsieur *Joseph Pock*, Médecin, pra-

ticien de cette Ville, très-expé-
rimenté, & lui decouvrit fa maladie.

D'abord qu'il eut vu ces accidens, il conclut qu'il falloit donner mes pillules, par le moyen
defquelles il arriva que non-
feulement les douleurs cefferent
dans trois femaines, mais encore
que la couleur brune difparut,&
la couleur naturelle revint.

Quelques jours aprés les tubercules difparurent.

Dans l'efpace de quinze jours,
la dureté commença à fe ramolir
dans la furface.

Deux mois aprés la grande portion de la dureté fe partagea en
des plus petites parties, qui difparurent par le moyen d'un purgatif, & la maffe du fein diminua.

Cette Dame ayant vu de fi
grands effets de ces pillules, les
continua très-exactement, &

avec beaucoup de confiance; &
aſſura qu'elle ne ſentoit pas ſeulement du ſoulagement dans les
mamelles, mais qu'elle étoit encore delivrée des vomiſſemens &
des maux de cœur dont elle étoit
tourmentée auparavant, de même
que de quelques douleurs rhu-
matiſmales, auxquelles elle avoit
été fréquemment ſujette auparavant.

Pendant le progrès de cette expérience, il ſurvint une maladie
dont la malade mourut.

La malade avoit été ſaignée
dans le cours de ſa maladie aigue.
Le ſang étoit coéneux & épais,
de ſorte qu'on ne doit pas craindre que par l'uſage de ces pillules, le ſang contracte une liqui-
dité putride.

Cette Dame avoit pris trente
pillules par jour pendant quelques ſemaines, & elle ne ſe
plaignit jamais d'aucune incommodité.

Ferdinand *Leber*, Chirurgien de l'Hôpital de la Ville, homme très - recommandable, non - seulement à cause de sa grande expérience & dextérité en Chirurgie, mais encore par ses prompts offices auprès des pauvres comme auprès des riches, a de même fait plusieurs épreuves de ces pillules.

Il a fait résoudre des squirres très - opiniâtres dans différentes parties du corps.

Il a corrigé plusieurs cancers, non - seulement dans les mamelles, mais encore dans le visage, dans les yeux, le nez, &c. Il en a guéri plusieurs entiérement.

Il faisoit voir ses malades pendant le traitement à Monsieur *Van-Swieten*, afin qu'il fût certain des effets.

Le même Monsieur *Leber* a employé avec des bons succès ces pillules dans différentes affections des yeux. Elles ont été le plus souvent employées en vain dans les maux invétérés. Il est cependant permis de les essayer.

Néanmoins Monsieur *Zeber* a observé avec moi, que tous ceux qui avoient fait usage de ces pillules, dans la catharacte, ou dans quelqu'autre épaississement des humeurs des yeux, ces maladies n'ont point augmenté, quoiqu'elles n'ayent pas été guéries.

Ainsi les pillules de Cigue mettent du moins des obstacles au progrès de ces maladies, & l'expérience a appris qu'il suffisoit alors d'en prendre deux matin & soir.

Mais les effets font quelquefois extrêmement tardifs, & ne deviennent sensibles que le troisième ou quatriéme mois.

C'est pourquoi il ne faut pas désesperer tout de suite, si dans peu de semaines on n'éprouve

pointde c hangement de ces pillules

Tandis que j'écris ceci, je vois
une femme âgée de trente ans,
qui me fut addreffée il y a trois
mois, par Monfieur *Rechtberger*,
très-fçavant & très-adroit Chirurgien de l'Hôpital de faint
Marc.

Cette femme portoit depuis
plufieurs années dans la mamelle
gauche un fquirre, qui par l'u-
fage de différens remédes, commençoit à caufer des vives douleurs, & menaçoit de dégénérer
en cancer.

Ayant bien examiné la chofe,
je lui donnai d'abord trois fois le
jour trois pillules.

Les douleurs fe calmérent dans
peu de jours, mais le fquirre n'é-
prouva point de changement.

J'augmentai infenfiblement la
dofe des pillules, jufqu'à ce que
la malade vint à en prendre dix-
huit par jour.

Je continuai ainsi jusqu'à la onziéme semaine, & alors je ne trouvai aucun changement dns le squirre.

Je commençois à avoir des doutes sur l'effet des remédes. Cependant la malade, satisfaite de ne plus sentir de douleurs, fit très-exactement usage des pillules.

A la treiziéme semaine le squirre commença de se ramolir, de se diviser en parties ; & il se fondit enfin si subitement, que dans l'espace de dix jours à peine en resta-t'il la douziéme partie : même tout ce qui reste encore est mol & pâteux.

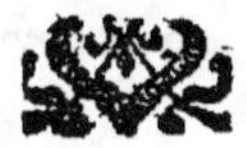

CHAPITRE III.
COROLLAIRES.

Corollaire premier.

IL résulte de ces observations, que le suc de Cigue épaissi en consistance d'extrait, fournit un reméde qu'on peut donner à assés grande dose dans tous les tempéramens, à tout âge, à l'un & à l'autre sexe.

Corollaire second.

Ce Reméde ne dérange aucune fonction, aucune sécretion, aucune excrétion.

Corollaire troisiéme.

Il agit d'une maniere insensible, puisqu'il ne purge, ni ne fait vomir, & qu'il n'augmente ni la sécrétion de l'urine, ni celle de la sueur.

Corollaire quatriéme.

Il réſout les ſquirres & les du-
retés qui réſiſtent aux autres remédes, même aux fondans les
plus actifs .

Ceſt donc un grand réſolutif.

Corollaire cinquiéme.

Il fait le plus ſouvent ſuppurer
les tumeurs qu'il ne peut pas ré-
ſoudre.

Corollaire ſixiéme.

Il arrête les progrès du cancer.

Corollaire ſeptiéme.

Il en adoucit l'acrimonie, &
en détruit la puanteur.

Corollaire huitiéme.

Il en change la matiére icho-
reuſe en une plus louable.

Corollaire neuviéme.

Il en appaiſe les douleurs.

Corollaire dixiéme.

Il guérit le cancer même.

Corollaire onziéme.

Il guérit auffi des ulcéres qui feroient incurables fans fon fe-cours.

Corollaire douziéme.

Il confolide les fiftules & les finus les plus rebelles à tous les autres remedes.

Corollaire treiziéme.

Il diffipe les tumeurs edma-teufes, en l'appliquant extérieu-rement.

Corollaire quatorziéme.

Il rétablit quelquefois la vue, lorfqu'on en eft privé par quel-que catharacte, pourvu qu'elle ne foit pas invétérée.

Corollaire quinziéme.

Il résout, ou du moins il arrête les progrès des catharactes ré-centes.

***

AVERTISSEMENS.

L'Usage a enseigné 1°. que les femmes qui ont un squir-re ou un cancer à la mamelle, doi-vent éviter tout travail des mains & un trop grand exercice.

2°. L'air de la campagne & un léger exercice facilitent la gué-rison.

3°. La colere, la tristesse, la frayeur, la retardent au contraire.

4°. Les acides, le vin, les alimens acerbes & les farineux, crus & non fermentés, sont très nuisibles.

5°. Les frottemens, les com-pressions trop fortes, nuisent tou-jours dans les squirres invétérés, & dans les cancers.

C'est

C'eft pourquoi il eft néceffaire d'éviter la dureté & l'étroiteffe des corps, & les chemifes rudes.

6°. La toux violente eft auffi nuifible dans ces cas. Elle excite les cancers, ou les rend plus mauvais, elle donne lieu à des hémorragies ; elle affoiblit les forces, elle retarde la guérifon, & la rend même prefqu'impoffible.

Les femmes dont la refpiration eft gênée, qui font effouflées, & qui fentent en touffant des douleurs trés-aigues dans la mamelle fquirreufe ou cancereufe, & comme une efpéce de corde qui leur paroît ferrer la mamelle & la retirer dans la poitrine ; ces femmes, dis-je, ont les poumons fquirreux, le plus fouvent, & très-étroitement adhérens à la partie de la plevre, qui répond à la mamelle.

Ainfi la curation eft plus difficile & presque impossible.

L'expérience m'a appris que ces pillules ne nuisent point aux Pthisiques , qu'elles n'empêchent point l'expectoration , mais qu'elles la facilitent au contraire.*

QUESTIONS.

J'ai employé jusqu'ici le suc de Cigue réduit en pillules , & sans aucun mélange , afin que je pusse sçavoir exactement de cette façon ce qu'il pourroit faire étant seul & simple.

Mais j'ai vu que son effet étoit quelquefois prompt , d'autrefois extrêmement lent. Desorte qu'on demande , si lorsque ce reméde agit lentement , on ne pourroit point accélerér ses effets d'une autre maniere , par des remédes extérieurs.

---

* Une partie de ce troisiéme chapitre étoit dans l'extrait du Journal de Médecine. Je n'ai pas fait difficulté de la prendre tout de suite.

QUESTION I. Ne convien-droit-il pas d'expofer quelquefois pendant le jour, la partie affec-tée aux vapeurs chaudes de dé-coction de Cigue?

QUESTION II. Seroit-il peut-être plus utile de tenir continuel-lement fur les parties affectées, des cataplâmes préparés avec la Cigue?

Plufieurs expériences ont dé-montré que de pareilles fomen-tations étoient très-utiles dans ces circonftances.

Il y a cependant des malades qui ne peuvent fouffrir ainfi ces cataplâmes fur la peau nue.

QUESTION III. Ne feroit-il pas mieux dans ce dernier cas de couvrir la peau de ce malade avec l'emplâtre diapompholix, & de mettre enfuite par-deffus le cataplâme de Cigue?

QUESTION IV. Seroit-il uti-le, tandis qu'il eft encore permis

d'irriter le fquirre fans rien craindre, d'y ajouter un emplâtre de
Cigue, de Ladanum & de Gal-
banum ?

QUESTION V. Seroit-il avan-
tageux de purger fouvent pendant
l'ufage des pillules, les malades dont les forces femblent le
fupporter ? car la matiere diffoute
n'eft point emportée par des évacuations fenfibles.

Les épreuves faites fur cela
dans quelques malades, femblent perfuader quelque chofe
de femblable. Cependant la né-
ceffité ne l'exige pas.

QUESTION VI. S'il fe ren-
controit des cas dans lefquels
l'humeur cancereufe eût jetté de
profondes racines, eût corrompu
toutes les humeurs, & affoibli
les folides jufqu'au point que
ces pillules ne puffent fuffire
feules ; ne feroit-il pas alors néceffaire d'y joindre du quinquina,

afin de préparer un médicament, qui avec les vertus combinées de la Cigue & du quinquina, fût propre à fatisfaire à toutes les indications?

Il eft donc néceffaire que chaque Médecin obvie par fon jugement & par fon induftrie particuliére aux fimptômes qui furviennent.

Après ce que je viens de dire, je prie tous & un chacun des Médecins d'employer & d'effayer cet extrait toutes les fois qu'ils en trouveront l'occafion ; mais je les prie en même tems de quitter toute forte de prévention & de jaloufie. Qu'ils penfent que tout cela regarde la fanté du prochain.

S'il arrivoit quelque chofe de finiftre dans l'ufage, qu'ils recherchent attentivement fi cela provient de la trop grande violence du mal, ou de quelque

faute de la part du malade ou
des assistans, ou enfin si cela
provient du médicament même.
Qu'ils ne condamnent pas d'a-
bord, sans des précautions & des
recherches, le reméde comme
nuisible, ou ne procurant aucun
bien. Mais s'ils en connoissent
des meilleurs, je ne voudrois pas
qu'ils les négligeassent en faveur
de celui-ci.

FIN.

CATALOGUE
DES LIVRES
Qui se vendent à Paris,

Chez JEAN-BAPTISTE-PAUL VALLEYRE,
Libraire, rue S. Jacques, au Bon Pasteur.

ABB E'GE' Chronologique de l'Histoire de France, depuis la Monarchie Françoise jusques & compris le Régne de Louis XIV. par M. Mezeray, nouvelle édition, revue, corrigée & augmentée, 14 vol. *in-12.* 3 sl.

———— Le même *in-4º.* 4 vol. 40 l.

Anecdotes de la Cour de Bonhomie, contenant des avantures intéressantes, 1 vol. *in-12.* 4 l.

Angola, Histoire Indienne, nouvelle édition, *in-12.* ornée de figures, relié. 3 l.

Apparat Royal, ou Dictionnaire françois & latin, augmenté de six cens mots, *in-8º.* 3 l.

BAchelier de Salamanque, ou les Mémoires & Avantures de Dom Cherubin de la Ronda, tirés d'un manuscrit espagnol, par M. le Sage, nouvelle édition, 2 vol. *in-12.* enrichis de figures. 5 l.

BAREME, (Arithmetique de) ou Livre facile pour apprendre l'Arithmetique de soi-même & sans Maître, nouvelle édition augmentée de trois cens pages, *in-12.* 2 l 10. s.

———— Comptes faits, ou Tarif général des monnoyes, avec lequel on peut faire toutes sortes de Comptes, *in-12.* 2 l. 10 s.

———— Le Livre néceſſaire pour faire toutes ſortes de changes , dés Comptes pour les Comptables, Avocats, Notaires, Procureurs, Tréſoriers ou Caiſſiers , & généralement pour toutes ſortes de conditions.　　1. 10 ſ.

———— Traité des Parties doubles , ou Méthode aiſée pour apprendre à tenir en partie double les Livres de Commerce & de Finance , utile aux Négocians & aux Banquiers, *in*-8°.　　ſ l.

Biblia Saora , *in*-8°.　　ſ l.

Bibliótheque des Philoſophes Alchimiques ou Hermetiques , par M. Salomon , 4 vol. *in*-12. nouvelle édition augmentée.　　16 l.

———— *Idem* le Tome V. eſt *ſous preſſe*.

(BOER - HAAVE.) Inſtitution de Médecine traduite du latin de M. Boer-haave , avec un Commentaire , par M. Delametrie, Docteur en Médecine , *in*-12. 8 vol. 20 l.

———— *Idem* , ſans Commentaire , 2 vol.　　ſ l.

———— Elemens de Chymie , traduits du Latin. *in*-12. 6 vol.　　1ſ l.

———— Aphoriſmes , traduit du Latin , *in* - 12.　　2 l. 10ſ.

———— Maladies des Yeux , traduit du Latin , avec *figures* , *in*-12.　　2 l. 10 ſ.

———— Traité de la Matiere Médicale , pour ſervir à la compoſition des Remédes indiqués dans les Aphoriſmes , auquel on a ajouté les Opérations Chymiques du même Auteur , *in*-12.　　2 l. 10 ſ.

———— Maladies Vénériennes , traduites du Latin. *in*-12.　　2 l. 10 ſ,

———— Obſervations de Médecine pratique , traduites du Latin , *in*-12. *ſous preſſe*.

———— Traité de la Petite Vérole , *in*-12. 2 l. 10 ſ.

Con férences

Cōnférences des Ordonnances déLouisXIV. a-
vec les anciennes Ordonnances duRoyaume,le
droit écrit, & les arrêts enrichis d'annotations,&
de décisions importantes , par M. Bornier, *Lieu-
tenant particulier en la Sénéchauffée de Montpel-
lier*, nouvelle édition , revûë , corrigée & augmentée tant des Edits, Déclarations, & Ordonnances donnés par Louis XV. en interprétation
de celle de Louis XIV. que de plufieurs Réglemens pour la Procédure du Confeil , & d'un
grand nombre de Notes qui ne font point dan
les éditions précédentes , par M. *** Avocat
au Parlement , *in-4°.* 2 vol.   18 l.
Cod Civil , *in-24.*   1 l. 10 f.
———— Criminel , *in-24.*   1 l. 10 f.
———— Committimus , *in-24.*   1 l. 10 f
———— Marchand , *in-24.*   1 l. 10 f.
———— Louis XIV , *in-24.*   1 l. 10 f.
Contes des Fées de Madame Daulnoy, 4 vol. *in-12*
  nouvelle édition.   10 l.
Coutumes de Picardie & de Vermandois , 4 vol.
  in.fol.   60 l.
COULANGE. Poëfies variées , divifées en quatre
  Livres *in-12.*   3 l.
— Chanfons choifies , mifes fur des Airs connus ,
  in-12. nouvelle édition.   3 l.
  On ne les vend enfemble que ciuq livres.
DEcifions nouvelles fur chaque Article de fa
  Coutume de Normandie , *in-fol.* par M. de
Merville.   15 l.
Délices (les) de l'efprit curieux dans la recher-
  che & la connoiffance des matières inconnues,
  fublimes , inftructives & amufantes , *in-12.*
                                                   2 l. 10 f
Defcription Hiftorique des Châteaux, Bourg , Fo-
  rêt , & environs de Fontaine-bleau , 2 vol.
  in-12. enrichies de figures.   6 l.

Dictionnaire Généalogique, Cronologique, Héraldique & Historique, contenant l'Origine & l'Etat actuel de toutes les Maisons de France, & des principales de l'Europe, &c. 3.vol. *in*-8. 15 liv.

Dictionnaire Militaire Portatif, contenant tous les Termes propres à la Guerre, sur ce qui regarde la Tactique, le Génie, l'Artillerie, la Substance, la Discipline des Troupes, & la Marine. On y a joint l'explication des Travaux, qui servent à la construction, à l'attaque, à la défense, des Places, &c. Dédié à S. A. Monseigneur le Prince de Turenne, *in*-8. 3, vol. petit caractere, 1758. 15 L.

Discours Politique sur le Commerce des Anglois au Portugal, *in*-12. 2. liv.

Discours pour & contre l'intérêt naturel de l'Argent qui ayant été prononcés en 1737 dans la la Chambre des Communes de la Grande Bretagne, occasionnerent en ce Pays la réduction de 3. à 4. pour cent *Traduit de l'Anglois*, 3 parties brochés. 3 L. 12 f.

DUCANGE, *Glossarium ad Scriptores mediæ & infimæ Latinitatis. Editio Nova locupletior & auctior. Opera & studio Monachorum Ordinis sancti Benedicti è Congregatione Sancti Mauri*, 6 vol. *in-fol. Cum figuris*. 120 L.

———— *Idem*, grand papier, 6 vol. *in-fol.* 180.

(DUPERRAY) Traité des Moyens Canoniques pour acquérir & conserver les Bénéfices & Biens Ecléfiastiques suivant les Conciles, Histoires Ecclesiastiques, autorités des Papes & des Princes, conformément à nos Ordonnances & Arrêts. L'on voit aussi les genres de Vacances par mort, Résignation pure & simple, en faveur ou pour cause de prémutation, Pension, &c. Suivie du Traité de la Régale dans lequel on rapporte l'origine

le principe de ce droit , qui eſt général dans tout
le Royaume , la Grand Chambre en eſt ſeul com-
pétente ; on y voit les ſentimens des Docteurs
anciens & modernes , avec les Arrets qui on t
expliqué ſes prérogatives. Elle a ſes genres de
vacances différens , de ceux du Droit Canon au-
quels elle n'eſt point ſujette , étant un droit de
la Couronne qui eſt impreſcriptible. 4 vol. *in-12*.
Les deux derniers volumes ſe vendent ſéparémant.
12 liv.

—Queſtions ſur le Concordat, fait par Leon X. &
François I. décidées par les Conciles, Conſtitutions canoniques ; Ordonnances , Arrêts , &
autoriſés des Docteurs. *in*12. 2 vol.   5 liv.

—Obſervations ſur le Concordat, fait entre Leon X.
& François I. autoriſé par les Conciles , Conſtitutions canoniqnes , Ordonnances & Arrêts.
in-12.   2 l. 10 ſ.

—Traité des Droits Honorifiques & utiles , des
Patrons & Curés Primitifs, de leurs Charges, &
de celle des Décimateurs *in-12*.   3 l.

—Traité Hiſtorique & Chronologique desDixmes,
ſuivant les Conciles, Conſtitutions canoniques ,
Ordonnances , & Coutumes du Royaume , conformément aux Arrêts, par M. Michel Duperray,
Anc en Batonnier de Meſſieurs les Avocats,nou-
velle édition , revûe, corrigée & augmentée par
Me Jean Louis Brunet , ancien Avocat au Parlement ; 2 vol. *in-12*.   5 liv.

—Traité des Portions congrües, des Curés & Vicai-
res perpétuelles, avec pluſieurs queſtions ſur les
offrandes , penſions , incompatibilité des Bénéfices , & autres , nouvelle édition , revu, corrigée & augmentée de pluſieurs queſtions , &
Arrêts notables ſur ces matieres. *in*12. 2 vol. 5 l.

—Traité ſur le partage des fruits des Bénéfices, entre les Bénéficiers & leurs Prédéceſſeurs, ou leurs

héritiers, & les charges dont ils sont tenus, *in-*
12. 1 vol.

ESprit des conversations agréables, ou nouveau
mélange de pensées choisies en vers & en-
prose, sérieuses & enjouées, & de plusieurs traits
de l'Histoire, curieux & interressant, d'anecdote
singulieres, d'historiettes instructives & de remarques critiques sur plusieurs ouvrages d'esprit, dé-
diés à S. A. S. Monseigneur le Comte de Charo-
lois, par M. Guyot de Pitaval, in-12. 3 vol. 7 l. 10 s.
Essais sur les Fortifications, par M. de Vauban,
*in-*12.   1 l. 10 s.

GEnération (la) de l'Homme, ou Tableau de
l'Amour conjugal, considérée dans l'état du
Mariage, par M. Nicolas Venette, Docteur
en Médecine, nouvelle édition, revue, corrigée
& augmentée, enrichie de nouvelles figures plus
amples que les précédentes, *in-*12. 2. vol. 5 l.

HIstoire de Charles XII, par M. de Voltaire,
*in-*12.   2 l. 10 s.
———— De Maurice, Comte de Saxe, Maréchal Gé-
néral des Camps & Armées de Sa Majesté
Très-Chrétienne, contenant toute sa Vie,
ses Avantures & ses Conquêtes, *in-*12.
3 vol.   7 l. 10 s.
———— De Tom Jones, ou l'Enfant trouvé, traduc-
tion de l'Anglois de M. Feldeingh, par M.
de la Place, 4 vol. *in-*12. enrichis de
figures.   10 l.
Introduction abregée à l'Histoire des différens peu-
ples anciens & modernes, avec les événemens.
les plus mémorables & quelques traits de la vie
des Hommes Illustres, pour servir principale-
ment d'explication à la Carte Chronographique
de M. Barbey Dubourg, 1 vol. *in-*12. 2 l. 10 s.
Journal du Palais, ou recueil des principales décisions de tous les Parlemens, & Cours Souverac.

nes de France, sur les questions les plus importantes de Droit Civil, de Coutumes, de matieres criminelles & bénéficiales, & de droit public, par MM. Blondeau & Gueret, *Avocat au Parlement*, nouuelle édition, revue, corrigé & augmentée *in*-fol. 2 vol.   48 l.

L Aideur (la) aimable, & les dangers de la beauté, ou les Mémoires & Avantures de Mesdemoiselles ***, *in*-12. 2 vol.   4 l.

Lamekis, ou les Voyages extraordinaires d'un Egyptien dans la terre intérieure; par M. le Chevalier de Mouhy, *in* 12. 8 parties.   12 l.

Lettres de Madame Dumoutier à la Marquise sa fille, avec les réponses, *in*-12.   2 l. 10 f.

Lettres-Patentes, & autres Piéces rendues en faveur des Juifs Portugais, *in*-12.   1 l. 10 f.

Loix (les) Civiles dans leur ordre naturel, le Droit Public, & le *Legum dilectus*, par M. Domrat, Avocat du Roi au Siége Présidial de Clermont en Auvergne, nouvelle édition, revue, corrigée & augmentée des troisiéme & quatriéme Livre du Droit Public, par M. Hericourt, Avocat au Parlement, des notes de M. Bouchevret, Avocat au Parlement, sur le *Legum dilectus*, & de celle de MM. Berroyer & Chevalier, anssi Avocat au Parlement, *in-fol.*   30 liv.

M Emoire de Vordac, *in*-12. 2 vol.   5 l.

Mémoire de Pontis, *in*-12. 2 vol.   5 l.

—— Des Chirurgiens, contre les Médecins.   3 l.

—— Et Avantures intéressantes de Cecile, dite la Marquise de Beaubourg, enfant trouvé à Vaugirard, écrites par elle-même 4 vol. *in*-12. revûs & corrigés, par M. de la Place,   8 l.

Mille & une Nuits, Contes Arabes, traduits en François par M. Galand, *in*-12. 6 vol.   15 l.

—— Et un Jours, Contes Perfans, traduits en
François par M. Petit de la Croix, *in-12.*
5 vol. 12 l. 10 f.

—— Et un Quarts-d'heure, Contes Tartares,
in-12. 3 vol. 7 l. 10 f.

Mifere (la) des Clercs de Procureur, *in-12.* 6 f.

Mort de Lefcombat, (la) Tragédie en trois Actes
& en Vers. 1 l. 4 f.

Mouche, (la) ou les Avantures de M. Bigand,
par M. le Chevalier de Mouhy, 8 parties. 12 l.

Motifs de Converfion à l'ufage des Gens du Monde, avec des Stances pour le Vendredi-Saint,
par le Chevalier le Mouhy, *Brochure.* 1 l. 4 f.

Nouvel Abregé Chronologique de l'Hiftoire de
France, contenant les Evénemens de notre Hiftoire, depuis C L O V I S, jufqu'à L O U I S XIV.
Les Guerres, les Batailles, les Siéges, &c. Nos
Loix, nos mœurs, nos ufages, &c. derniere
édition, revue, corrigée & augmentée, par M.
le Préfident Hénault, *in-8,* 2 vol. 10 l.

Nouveau Commentaire fur la Coutume de la Pré-
vôté & Vicomté de Paris, par Maître Claude de
Ferriere, Avocat en Parlement, revue, corrigée
& augmentée, par M. Sauvan Daramon, Ancien Avocat au Parlement de Paris, 2 vol. 5 l.

Œuvres & Dictionnaire de Bayle, *in-fol.*
9 vol. 250 l.

—— De Renuffon, *in-4°.* 4 vol. contenant le
Traité des Propres, le Traité de la Com-
munauté, le Traité de la Subrogation & le
Traité du Douaire, chaque Traité fe vend
féparément. 9 l.

—— De S. Evremont, nouvelle édition, ornée
de figures, 10 vol. *in-12.* 24 l.

—— De Moliere, nouvelle édition, 8 vol *in-12.*
16 l.

——— De Mádame de Ville-Dieu, 12 vol. *in-12.*
  fous preſſe.   30 l.
——— De Rouſſeau, 4 vol. *in-12.* petit format,
  nouvelle édition.   8 l.
——— De Racine, 3 vol. *in-12.*   6 l.
——— De M. Vadé, ou recueil des Opéras Co-
  miques, & Parodies avec les airs notées, 3
  vol. *in 8.*   15 liv.
——— De Piron, 3 vol. *in-12.* belles figures, dont
  deſſeins font de M. Cochin.   9 liv.
——— De Renard, 4 vol. *in-12.*   8 liv.
——— De Crebillon, 3 vol. *in-12.*   6 liv.
Ode fur Lisbonne, & fur les cauſes phiſyques des
  Tremblemens de Terre de 1756; ſuivie d'un
  examen phiſique fur les mêmes cauſes, & de,
  Réfléxions fur le genre de l'Ode, par M. Le-
  Brun, *Sécretaire des Commandemens de M.*
  le Prince de Conty, *in-8°.*   1 l. 10 ſ.
——— fur la Statue de Louis XV. *in-8°.*   12 ſ.
——— fur le Port Mahon.   6 ſ.
Pharmacien Moderne, ou nouvelle maniere de pré-
  parer les Drogues, traduit de l'Anglois, *in-12.*
                                                   2 l.
Plaidoyer en faveur de la Poëſie, & de la Peintures
  in-12. broché.   15 ſ
Praticien François, ou la nouvelle Pratique, Civil
  Criminelle & Bénéficiale, reformée fur les
  nouvelles Ordonnances, par M. Lange, nouvelle édition, augmentée par M*** Avocat au-
  Parlement, *in-4.* 2 vol.   18 liv
Poëſies de l'Abbé Lattaignant, fous le titre de Piéces dérobées à un ami, avec les airs notés,
  in-12. 4 vol.   12 liv.
Recueil de pluſieurs Arrêts notables de tous
  les Parlemens & Cours Souveraines de France,
  pris des Mémoires de Maître Georges Louet,
  Conſeiller au Parlemn, nouvelle édition

vûe, corrigée & augmentée de nouvelles Remarques, par Maître Guy du Rousseau de la Combe, Avocat en la Cour, *in-fol.* 2 vol. 50 l.

Rélation du Voyage de Calvin aux Champs Elisées, avec les Nuits Serisiannes, ou les Visions de Don Francisco de Quevedo de Villegas, *in-12.* broché. 1 l. 10 s.

Rélation fidelle du Voyage de la Terre-Sainte, *in-12.* 1 l. 10 s.

Roman Comique de Scaron, en Vers Burlesques, *in-12.* 2 vol. 5 l.

Roman Politique sur l'Etat présent des affaires de l'Amérique, sur les moyens d'établir une paix solide & durable dans les Colonies, & la liberté générale du commerce. 3 liv.

Sopha, (le) Conte morale, *in-12.* 2 vol. 4 l.

Spectateur, (le) ou le Socrate moderne, contenant les idées & pensées sur les mœurs de ce Siécle, *in-4°.* 3. vol. 27 l.

———— *Idem*, 9. vol. *in-12.* 18 l.

Statuts & Réglemens pour les Chirurgiens de Province, *in-4°.* 1 l. 4 s.

Texte de la Coutume de Paris, de Ferriere *in-24.* 1 l. 10 s.

Théâtre de Thomas & Pierre Corneille, *in-12.* 12 vol. 30 l.

———— *Idem* petit format, 20 vol. 40 l.

———— De l'Affichard, *in-8°.* 5 l.

Et généralement tous les Théâtres.

Voyage de Paris à la Roche-Guyon, en Vers burlesques, divisé en six Chants, par rempli d'Avantures comiques 1 l. 16 s.

———— De Syrie & du Mont-Liban, *in-12.* 2 vol. avec figures.